轻知

女人养好肝

杨道文————编著

补气血

结节消
病不找

U0242091

中国轻工业出版社

女性养生做好三件事——养肝，补气血，修心

这些年常常有女性朋友问我："杨大夫，我们女性该怎样养生防病呢？"我认为，女性养生要做好三件事：一是养肝，二是补气血，三是修心。

先说养肝。清代名医叶天士说过"女子以肝为先天"，可见肝对女性的重要性。中医上讲的肝，不仅能排毒，还能滋养女性全身各系统。临床上许多女性的疾病都是肝不好引起的。

肝气郁结，女性就容易胸闷憋气、后背疼痛、月经不调、痛经，严重的还会导致身体不同部位的结节和肿瘤。女性多发的乳腺癌，根本原因就是肝气郁结，导致乳络不通而引起的。肝火旺盛，就容易失眠、情绪不好、吃饭不香、咽喉疼痛、口腔溃疡等；肝血不足，会直接影响女性气色，导致面色萎黄、身体肥胖、皮肤暗沉、黑眼圈，脸上还容易长痘痘。

可见，如果肝没有呵护好，原本健康优雅的女性，会变得面容憔悴、身材臃肿、情绪不佳、身体多病，因此疏肝气、清肝火、养肝血对女性而言至关重要。

再说补气血。中医认为，气血是女人的命根子。气血充足，身体健康气色好；气血亏虚，百病丛生。原本月经、流产和分娩等就很耗伤气血，如果不注意补养，很容易气

血亏虚。有些女性为了追求美而穿衣单薄，外界寒湿邪气趁机侵扰，会引发许多妇科疾病。例如，女性多发的子宫肌瘤就是由于子宫寒凉，导致周身气血不畅而引起的，这时就要通过培补气血和活血化瘀的方式来调理。

　　最后谈修心。不少的女性生病是由于情志不畅憋出来的，比如生气、焦虑、抑郁等负面情绪都是损伤身心健康的"利刃"。俗话讲得好，百病一气生，憋屈和愤怒都可能为结节、增生、肿瘤等埋下病根。所以，女性养生要做到心情好、想得开、活得通透，才能肝气调达、气血通畅，正气内存，疾病就会远离。

　　为了让女性朋友更深入地了解中医养生防病的智慧，做自己身心健康的主人，我编写了这本书。书中包含了我多年的临床经验，结合当今女性关心的养生话题，融汇了中医妇科学的精髓，精选了一些中医经典名方，希望能给女性带来实实在在的帮助。

　　最后温馨提示大家，书中介绍的方子都是经验方，仅供大家学习参考。具体运用时，要根据个人情况，在专业医师的指导下使用。

　　衷心祝愿每一位女性朋友远离疾病、痛苦和烦恼，幸福过好每一天！

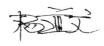

发为血之余，头发的生长离不开气血的滋养。体内气血亏虚，全身毛发得不到润养，容易引起白发或脱发。

调理食疗方 枸杞子黑芝麻粥

黑芝麻 30 克，大米 100 克，一起放入锅中熬煮，煮至粥黏稠后，放入适量冰糖和枸杞子再煮 15 分钟。食用时，浇 1 勺糖桂花即可。

黑眼圈往往和脾虚、肾虚、肝血瘀滞有关。

中药调理方 四味活血饮

用红花、桃仁、三七、川芎各 5 克，加适量水煎成浓汁饮用。使用时遵从医嘱。

脱发、白发
体内气血亏虚

黑眼圈
肝瘀、肾虚

一图读懂 女性肝不好、气血不足的常见症状

面色晦暗
肝气郁结

眼睛干涩干痒
肝火炽盛

有的女性面色晦暗，往往是由于肝气郁滞或肝的疏泄功能受阻导致血瘀，其特征表现之一即为面色晦暗。

简易推拿方 按揉太冲穴

用拇指按揉太冲穴 2~3 分钟，可以帮助促进肝脏排毒。

有的女性晨起之后感觉眼睛干涩干痒，并有黄色分泌物（俗称眼屎），大多是肝火上炎引起的，需要清肝火。

调理食疗方 菊花枸杞子茶

取菊花和枸杞子各 5 克及适量冰糖，一起煮水喝。

嘴唇湿润、饱满有光泽是气血充足的标志，如果嘴唇干裂、无血色，可能就需要补血了。

常用中成药 人参归脾丸
益气补血、健脾养心（请根据说明书或遵医嘱使用）。

嘴唇干裂、无血色
血虚来添乱

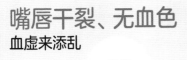

有的女性在月经来临前或者生闷气后，会感觉乳房胀痛，多因肝气郁结、冲犯乳络所致，需要疏肝理气。

调理食疗方 玫瑰花茶
取 5~10 克玫瑰花用开水冲泡 20~30 分钟后饮用。

经前乳房胀痛
肝气郁结

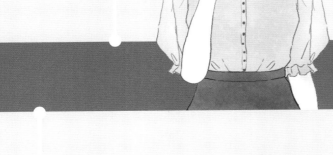

胃胀、胃酸、胃痛
肝气犯胃

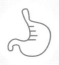

中医认为，肝主疏泄，调畅气机，协调脾胃之气的升降。当肝气横逆，气滞于胃，就会引发胃胀、胃酸、胃痛。

简易推拿方 按揉膻中穴
用拇指按揉膻中穴 2~3 分钟，早、中、晚各按揉 1 次。

四肢冰凉
阳气不足

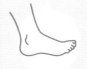

女性阳气不足，容易受到外在寒湿邪气的侵袭，从而导致四肢冰凉。

调理食疗方 当归生姜羊肉汤
将当归 12 克、生姜 1 片、羊肉片 100 克放入锅中，加水同煮，熟后加少量盐，食肉喝汤。

玫瑰茉莉蜂蜜红茶

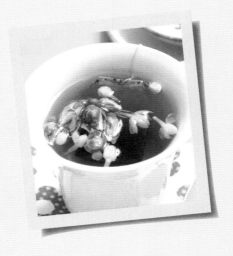

材料 玫瑰花、茉莉花各 5 克，红茶包 1 个，蜂蜜 3 克。

做法

1 将玫瑰花、茉莉花、红茶包清洗干净，一起放入杯中。

2 冲入沸水，闷泡 30 分钟。

3 待水凉温后，加入蜂蜜，搅拌均匀饮用。

温馨提示：要等水凉温后再加入蜂蜜，否则会破坏蜂蜜中的有效成分。

春季 疏肝气，养脾胃

轻松学会 四季养肝、补气血茶饮方

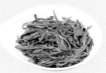

夏季 清肝火，安心神

莲子绿茶

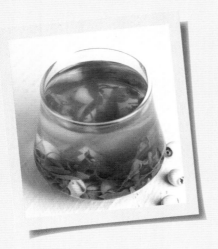

材料 莲子、绿茶各 10 克，冰糖 5 克。

做法

1 莲子、绿茶分别洗净，放入杯中。

2 冲入沸水，加入冰糖，闷泡 40 分钟后饮用。

温馨提示：此款茶饮适合午饭后饮用。

枸杞子麦冬茶

材料 枸杞子、麦冬各 10 克。

做法

1 枸杞子和麦冬分别洗净，放入杯中。

2 冲入沸水，闷泡 30 ~ 40 分钟后饮用。

温馨提示：泡茶不能使枸杞子的药性完全发挥出来，因此泡过的枸杞子最好吃掉，不要浪费。

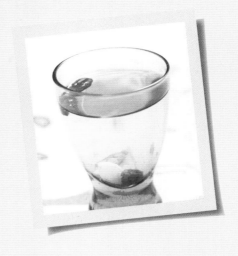

秋季　滋肝阴，润肺燥

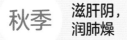

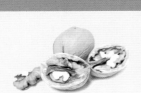

冬季　养肝血，补肾阳

核桃仁红糖茶

材料 核桃仁 30 克，红糖 10 克。

做法

1 核桃仁放入无油的炒锅用小火炒香，用刀切碎或用料理机打碎，凉凉后与红糖一起拌匀。

2 将拌匀后的材料放入杯子中，用沸水冲泡，闷 30 分钟后饮用。

温馨提示：痰火积热、阴虚火旺者不宜用。

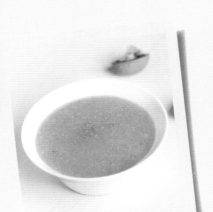

目　录

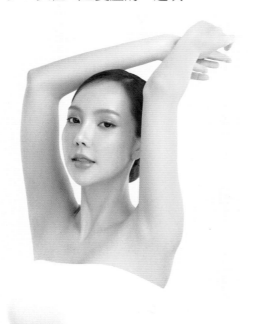

PART **2**

疏肝解郁，根除结节、

肌瘤生长的『土壤』

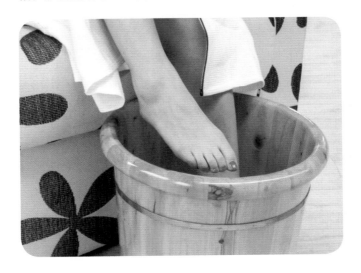

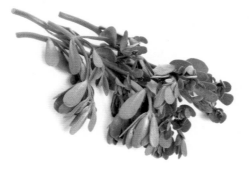

PART **6**

女人最怕的结节、增生、肌瘤，中医有办法

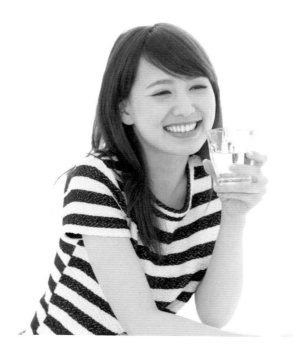

肝养好、气血足，
心情好、病不找

为什么说女人养生先养肝

清代名医叶天士说过"女子以肝为先天"，因此女人养生要先养肝。

女人的一生，跟肝关系密切

女人的生理活动跟肝有密切联系。因为女人属阴，以血为本。月经来临时容易耗伤阴血，妊娠期间需要耗费更多阴血滋养胎儿，分娩时易动血失血，生完宝宝还需要阴血化为乳汁哺育婴儿。所以，对女人来说，养血十分重要。而肝主藏血，所以女人的保养应该以肝为重点。

肝是身体的血库，肝好气血足

在中医理论中，气血的化生主要靠脾胃这个后天之本，血液循行的动力是靠心气的推动，而肝则是人体的血库，即"肝主藏血"。

唐代医学家王冰潜心研究《素问》长达12年，他给"肝藏血"做出的注解是："肝藏血，心行之，人动则血运于诸经，人静则血归于肝脏。"意思是说，白天活动的时候，血液靠心脏的力量流向全身。晚上睡觉的时候，血是藏于肝脏中的。

> **TIPS／肝有"三怕"**
>
> 肝一怕"堵"，肝气郁结会影响肝的疏泄功能；二怕"累"，经常加班熬夜导致睡眠不足，身体抵抗力下降，会影响肝夜间的自我修复；三怕"火"，中医认为"肝火一烧，百病难熬"，一旦肝火旺盛，会严重影响健康。

肝脏出现问题，特别容易生病

如果肝脏出现问题，那么其疏泄和藏血功能都会受到影响，女性就很容易生病。

女人百病由肝生：
肝不好，疾病就会找上门

女性的很多疾病都和肝有关系。

为什么女性生病常与肝有关

女性因为其生理原因容易出现"气有余，血不足"。血伤则易伤肝，尤其是在月经、怀孕期间，阴血下行，经常出现肝阴虚证。再加上女性本身属阴，容易肝气郁结。正如元代大医朱丹溪所说"气血冲和，百病不生，一有怫郁，诸病生焉。故人身诸病多生于郁"，所以女性生病，很多时候都与肝有关。

为什么现代女性血亏的很多

现代女性因不良生活习惯、饮食不规律、压力过大，容易脾胃虚弱。脾胃一旦虚弱，血液的来源就会出现问题，因为血液是脾胃通过消化吸收食物中的营养转化而成。而思虑过多、压力过大又会消耗肝血，所以现代女性血亏的很多。

预防大多数女性疾病，疏肝养血是关键

女性要想少生病、气色好，最重要的就是养肝血，保持肝的疏泄功能正常。

女性日常养肝可以常按摩血海穴。将拇指放在血海穴（膝盖骨内侧的上角上方约三指宽筋肉的凹陷中）的位置，对其进行按揉。每次按揉3~5分钟，坚持长期按摩，可使气血充盈、面色红润。

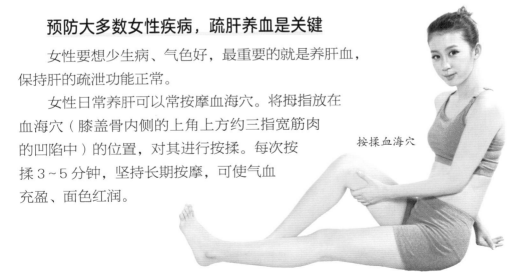

按揉血海穴

女人肝好气色好，
养肝是最省钱的"化妆品"

肝血充盈的女性，面色红润、头发润泽、充满活力；肝不好的女性，容易身材走样、脸色发黄、掉头发等。

肝不好，为什么会影响面色

肝在五行里属木，而脾属土，木克土，肝气过剩会影响脾胃，脾胃不好的人脸色会发黄；如果肝气郁结，会出现脸色暗黄、长斑。所以，女士们如果发现自己脸色蜡黄，有可能是肝的问题。

山楂、陈皮、麦芽一起煮粥，疏肝健脾气色好

山楂性微温，味酸、甘，归脾、胃、肝经，有健胃消食、行气散瘀的功效；麦芽性平，味甘，归脾、胃经，有消食行气、回乳消胀的作用；陈皮性温，味辛、苦，归脾、肺经，有理气和中、燥湿化痰的作用。三种食材一起煮粥食用，既可以疏肝气，又能够健脾胃，是女性保养气色的好方法。

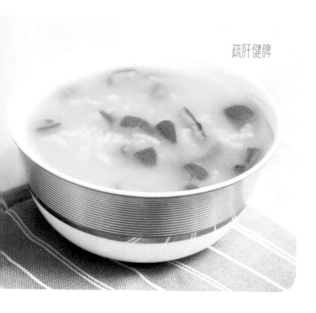

疏肝健脾

山楂陈皮麦芽粥

材料　大米 100 克，麦芽 30 克，山楂 15 克，陈皮 5 克。

做法

1　麦芽、陈皮洗净；大米淘洗干净，用水浸泡 30 分钟；山楂洗净，去核，切块。

2　锅中加水烧开，放入麦芽、陈皮大火煮 30 分钟，放入大米煮开，加入山楂块，小火熬煮成粥即可。

用法　一周 2~3 次，可晚餐时服用。

女人肝养好，皮肤水润不显老

肝好皮肤才会好，一旦肝出现问题，会影响代谢和内分泌，皮肤就会变差，甚至长出痘痘和色斑。

女人防衰老，养肝放首位

皮肤状态是反映肝脏是否健康的重要指标。肝功能弱，排毒能力差，在血液运行不畅的地方就会表现出来，比如脸上易长斑、长痘。肝好的女人，皮肤一般也会更好。因此，要想皮肤水润不显老，养肝是首位。

保持好皮肤：疏肝气，养肝血

疏肝气可使全身气机疏泄通畅，气机运行不受阻碍，脸上不易长痘；养肝血能滋养全身脏器，使肝血充盈，肌肤更有弹性。

黄芪 + 红枣，改善肤色效果好

黄芪有补气养血的功效，红枣有补血的作用，二者一起煮汤饮用，可以改善气色。

芪枣汤

材料 生黄芪 10 克，红枣 3~5 枚。
做法
1 生黄芪洗净；红枣去核，洗净。
2 将红枣和生黄芪一起下锅，放适量清水泡 1 小时。
3 大火煮开后，小火煮半小时即可。
温馨提示：只要没有明显实热、气滞、积食、阴虚症状，都可以喝。

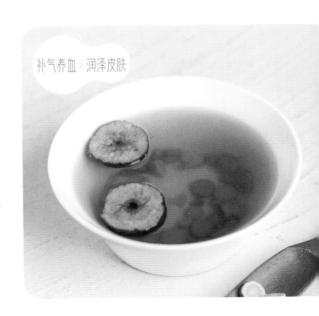

补气养血 / 润泽皮肤

养好肝，女人就"风调雨顺"月经准

女人月经量的多少，与肾气的盛衰和肝血的盈亏都有关系。

月经是女性健康的"晴雨表"

女性月经周期规律、经期血流量正常，就说明肝血充足。

女性正常的月经周期通常是 28 天左右，早一天或晚一天都属正常范围，行经天数一般在 4~5 天。

可是，生活中有许多女性都会出现月经周期或血量异常的现象。中医认为，如果女性肝气虚弱，收摄无力，使肝藏血功能失职，会导致月经提前或月经量多。肝气郁结会因气滞而血瘀，血流不出来就会导致月经延迟或者月经量过少。

当肝有问题时，女性还会受到痛经的折磨

造成女性痛经的原因有很多，与肝相关的主要病机有两方面：当肝血不足的时候，子宫因气血虚弱，得不到足够的滋养，就会"痛"，也就是中医讲的"不荣则痛"；当肝气郁结、气血运行不通的时候，也会"痛"，即所谓"不通则痛"。

对于生活中经常月经不调的女性，要注意以下几点。

1. 多参加一些全身性有氧运动。比如跑步、游泳等，每周最好做两次，每次在 30 分钟以上。

2. 吃一些具有补益肝血作用的食物，如乌鸡、菠菜、猪肝、荔枝、红糖等。

3. 日常要保持良好的心态，及时排解不良情绪。

4. 经期要避免受寒，否则可能导致盆腔内的血管收缩，使月经量减少，甚至出现闭经。

这些坏习惯会让你的肝变老

失控的情绪

生活中，不少女性生气后没有途径发泄或排解，经常出现生闷气的情况，这种闷气对身体的伤害很大，很多身体不适都与生闷气有关，比如偏头痛、眼干、眼涩、失眠、多梦、月经不调、乳腺增生、子宫肌瘤等。

不健康的减肥方式

很多女性会因爱美而减肥，但错误的减肥观念害人不浅。中医讲五谷为养，即五谷是最养气血的。许多女性却为了减肥不吃主食，只吃蔬菜水果。如早上一根黄瓜，中午一个番茄，晚上一个苹果。结果，虽瘦成了"闪电"，但随之而来的是厌食、闭经、卵巢早衰、不孕不育……没有五谷的滋养，身体就没有气血的来源，这种瘦是不健康的瘦，减的不是脂肪，而是在消耗气血。

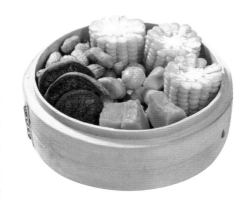

甜品的诱惑

甜品是女性健康的最大诱惑，因为它可以带来短暂的幸福感和满足感。但甜品也是易生痰湿的食物，更可怕的是，现在的甜品多用添加糖，而不是天然糖，添加糖很难被身体运化代谢。此外，许多甜品还含有反式脂肪酸，会损害肝脏，对健康不利。

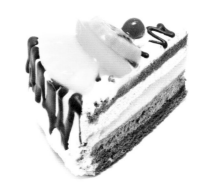

女性养肝护肝，三种家用食材显神通

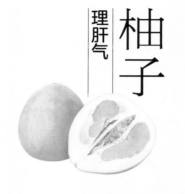

理肝气 柚子

柚子性寒，味甘、酸，归胃、肺经，有生津止渴、开胃下气、化痰止咳等功效，能够帮助消化、理气散结，对于肝气郁滞引起的胸胁胀痛等，有很好的调理效果。

\\ 养肝小妙招 //

取1个柚子，将果肉榨汁，陈皮9克，生姜6克，加入适量红糖同煎饮服，每日1次，连饮数日。

西瓜可以清热解暑，帮助人体除烦解渴，对于肝火旺盛引起的口舌生疮、目赤肿痛等症状，吃西瓜可以帮助改善。

\\ 养肝小妙招 //

西瓜取瓤去子，用榨汁机打成汁，饮用即可。

清肝火 西瓜

养肝血 菠菜

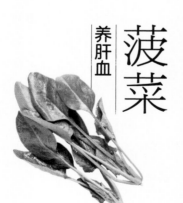

菠菜性平，味甘，归大肠、小肠、胃、肝经，有清热除烦、养肝明目的作用，对肝血亏虚引起的头晕目眩、疲劳乏力有一定调养作用。

\\ 养肝小妙招 //

菠菜120克洗净切段，焯水后捞出，鸡蛋1个打散。将水烧开，放入蛋液和菠菜，汤沸后加入适量盐和香油。佐餐食用即可。

蜂蜜柚子茶

材料 柚子1个（1000克），冰糖
15克。

调料 蜂蜜适量。

做法

1 将柚子的果肉剥出，去除薄皮及
子，用勺子捣碎；柚子皮洗净，
切丝。

2 将柚子皮丝、果肉和冰糖放入锅
中，加水煮开，转为小火，不停
搅拌，熬至汤汁黏稠、柚皮金黄
透亮，盛出凉凉，装入瓶中密封
保存。日常取一勺冲入水中，调
入蜂蜜即可饮用。

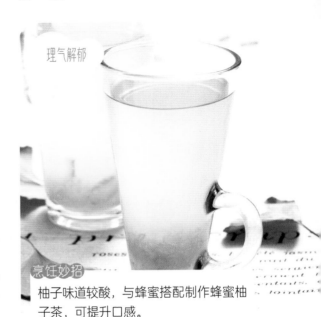

理气解郁

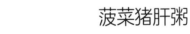

柚子味道较酸，与蜂蜜搭配制作蜂蜜柚
子茶，可提升口感。

菠菜猪肝粥

材料 新鲜猪肝50克，大米100克，
菠菜30克。

调料 盐3克。

做法

1 猪肝冲洗干净，切片，入锅焯水，
捞出沥干；菠菜洗净，焯水，切段；
大米淘洗干净，用水浸泡30分钟。

2 锅置火上，倒入适量清水烧开，放
入大米大火煮沸后改用小火慢熬。

3 粥将熟时，将猪肝放入锅中煮熟，
再加菠菜稍煮，然后加盐调味即可。

买回猪肝后先用水冲洗，然后用水浸泡
1~2小时去除残血，水要完全浸没猪肝。

防治缺铁性贫血

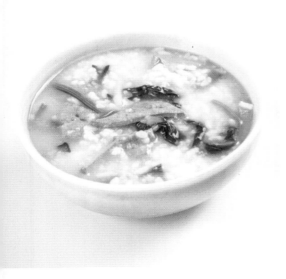

为什么说气血是女人的命根子

女人养好气血，不仅皮肤好、气色好，就连精神状态和免疫力都能得到提升。与女人一生相关的经、带、产、孕都离不开气血的滋养，所以说气血是女人的命根子。

人体的气血类似于汽车里的汽油

打个形象点的比方，人体的气血就像汽车里的汽油，汽油加满，汽车才能正常行驶；如果汽油不够，汽车就不能正常行驶。

同样，如果女性长期工作劳累、生活不规律，就会导致气血不足，使供给五脏六腑的能量不够，时间一长会因经络不通、脏腑功能减弱而生病。

女性的生理活动，必须有充足的气血作为支撑

对于女性来说，各项生理活动都必须有充足的气血作为支撑，尤其是月经、怀孕、哺乳等都极其耗血，这就是中医常说的女子"以血为用"。血和气是相互生发、相互依存的，只有气血充足，才能更加健康。

气血足，百病除

气血充足可使全身经络通畅，脏腑才能得到更好的滋养，功能更加强健。气血充足、经络畅通、脏腑功能强大，身体的内部环境和免疫系统会更加健康，既可以及时清理内部的毒素，又能够抵御外来的病邪。

TIPS／补气养血的食物有哪些

女性平时可以常吃一些补气血的食物，比如牛肉、羊肉、红枣、乌鸡、桂圆肉等，还可以吃一些健脾的食物，如山药、莲子、薏米等。

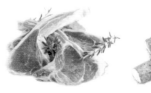

羊肉

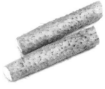

山药

为什么女人最容易"气血两虚"

女人如花，就像鲜花需要阳光、水和肥沃的土壤一样，好气色源自身体的气血充足。

女性最容易"气血两虚"

高强度的工作和不规律的生活，再加上经、孕、产、乳等生理过程，使女性很容易血虚。中医认为"血为气之母"，血虚日久会导致气血两虚。

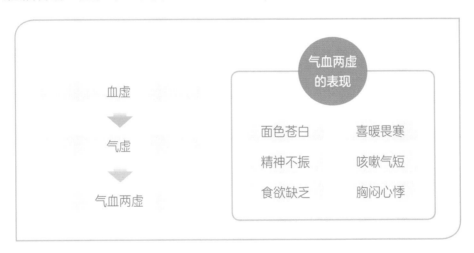

血虚

气虚

气血两虚

气血两虚的表现

面色苍白　　喜暖畏寒

精神不振　　咳嗽气短

食欲缺乏　　胸闷心悸

气血不虚，女人才能貌美如花

中医美容学认为，好气色是建立在脏腑经络功能正常、气血津液充足的基础上的。只有调补好身体气血，以内养外，肌肤才会健康。这就是中医上常说的"有诸内者，必形诸外"。

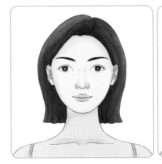

正常面色

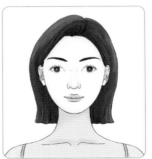

气血亏虚导致面色苍白

阴虚津亏、气滞血瘀，是百病之源

中医认为，气血失调是妇科疾病的重要原因之一。女性以血为用，月经、妊娠、分娩、哺乳等生理活动都必须依赖阴血。如果出现阴虚津亏、气滞血瘀，不仅会引起脏腑功能和气血失调，还会影响冲、任二脉和子宫，从而导致各种疾病的产生。

阴虚津亏会导致气血失调

中医讲"津血同源"，即津液和血液都是阴性物质，可以相互转化、相互滋生。阴虚津亏除了会间接导致血虚外，还会生内热。

长期阴虚会有哪些表现呢？常见症状有午后潮热、盗汗、口渴、睡眠不好，并可能出现月经先期、量少、经期延长、漏下不止等。这些都是阴虚内热的外在表现。

气滞血瘀会导致各种各样的妇科病

中医认为，气能行血。如果气滞，则血不能行，发展到一定程度就会出现血瘀。气滞是原因，血瘀是结果。

气滞会造成胸胁胀痛、消化不好，血瘀则更为严重，气机郁结，瘀阻胞宫，就会导致痛经、皮肤干燥粗糙，甚至闭经。

> TIPS / 怎样预防阴虚津亏、气滞血瘀？
> ①要调控好自己的情绪，不要生闷气；②工作要劳逸结合，不要太过劳累；③饮食有节，少吃生冷、辛辣的食物；④生活作息要有规律，尽量在晚上11点之前休息。

二冬芦根饮：养阴生津

治疗阴虚津亏，最重要的是养阴生津，这里推荐二冬芦根饮。方中芦根清热养阴、生津止渴；麦冬养阴润肺、生津润燥，可补肺、胃之阴；天冬养阴清热、滋润肺肾，可养肺、肾之阴。三药合用最适合养阴生津，简单实用。

二冬芦根饮

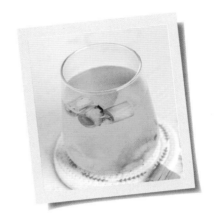

材料 芦根、麦冬、天冬各 5 克。

调料 冰糖 3 克。

做法

1 芦根、麦冬、天冬洗净。

2 将洗净后的芦根、麦冬、天冬放入杯中，加入冰糖，用沸水冲泡，闷 20 分钟即可饮用。

血府逐瘀汤泡脚：调理气滞血瘀

在中医里，有一个专门调理气滞血瘀的方子，叫血府逐瘀汤，出自清代名医王清任。日常用此方泡脚，可调理气滞血瘀。

材料：当归 9 克，生地 9 克，桃仁 12 克，红花 9 克，枳壳 6 克，赤芍 6 克，柴胡 3 克，甘草 3 克，桔梗 5 克，川芎 5 克，牛膝 8 克。

用法：将药熬好，然后分成两份，早、晚加入温水泡脚，一天泡 2 次，每次泡 20 分钟。晚上泡脚，一定要在睡前 1 小时以上。如果早上没有时间，晚上泡一次也可以。

温馨提示：不要空腹泡脚，孕妇忌用。

当归	生地	桃仁	红花	枳壳	赤芍
补血活血 调经止痛	清热凉血 生津	活血化瘀 润肠通便	散瘀止痛 通经活血	理气宽中 行滞消胀	活血化瘀 消肿

柴胡	甘草	桔梗	川芎	牛膝
疏肝解郁	调和诸药	宽中理气	活血止痛	补肝肾

保暖是养护气血第一要务

中医认为，寒作为致病因素为"六淫"之一。寒入肌肤，皮肤就会显得粗糙；寒入四肢，就会觉得四肢冰冷；寒入筋骨，就会引发各种关节疼痛。此外，寒气还能阻滞气血通畅，引发其他脏腑疾病。所以女性养生，驱寒保暖很重要。

推荐 3 个简单的驱寒小妙招。

① 1 把花椒

花椒可以温中散寒。 花椒性温，泡脚时加 1 把花椒，有很好的驱寒功效。

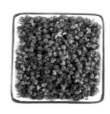

花椒
温中散寒

② 2 碗汤

南瓜山药汤抗寒。 南瓜、山药都是温补的食物，经常喝能够补益身体，抵抗寒气。

酸辣汤驱寒。 酸辣汤中有胡椒粉，可以温中散寒。

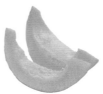

南瓜
温补脾胃

山药
补益脾肺

③ 3 个小动作

每天快走 30 分钟。 中医认为"动则生阳"，每天快走 30 分钟，能够促进血液循环和新陈代谢，有助于改善手脚冰冷。

温暖腹部。 小腹部最容易积聚寒气，所以驱寒可从保持小腹部温暖入手。

捶捶背。 背部有很多经络，经常捶背能够舒筋活血，使血脉通畅、身体暖和起来。

避开湿邪，女人才能气血调和不亏虚

中医认为，湿邪有外湿和内湿两种，脾喜燥恶湿，故湿邪易犯脾，脾失健运，又会导致水液积聚而生内湿。

湿邪是如何侵犯人体的

外湿多因为气候潮湿、涉水淋雨或居住在潮湿的地方等原因引起。湿气为长夏主气，在夏天和秋天交界的时候，阳气下降，就会导致水气上升，空气就会异常潮湿，这时候人特别容易被湿邪侵犯，导致各种疾病。

内湿主要是因为脾气虚弱，运化水湿不利，使水湿停聚，从而造成湿浊内生，导致一系列疾病。

湿邪侵体有哪些表现症状

湿邪是阴邪，具有重着、黏滞的特点，人在湿邪侵体后会出现头重如裹、全身困重、四肢酸懒、大便稀溏不爽、小便混浊短涩、尿少，甚至水肿等症状。脾为后天之本，湿邪困脾，脾气就会虚损，从而影响气血，使人面色晦暗，女性还可能出现白带过多、湿疹等症状。

日常祛湿怎么做

不管是内湿还是外湿，都与脾的运化功能有关，因此要想祛湿，健脾是第一要务。日常可以吃一些健脾的食物，如薏米、陈皮、山药、红枣、扁豆等。

此外，还可以艾灸脾俞穴。脾俞穴在背部，第 11 胸椎棘突下，后正中线旁开 1.5 寸处，左右各一。隔姜艾灸脾俞穴，有健脾祛湿的功效。

方法：选择新鲜的生姜，切成 0.3 厘米厚的姜片，在姜片上扎小孔。把姜片放在脾俞穴上，然后把艾炷放在姜片上，点燃，小心施灸 10～20 分钟。

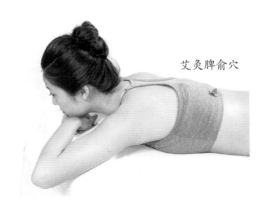

艾灸脾俞穴

胖补气、瘦补血，不胖不瘦靠调理

中医认为，"胖人多气虚，瘦人多血虚"。这是什么原因呢？气虚的人脾胃运化无力，脂肪和其他杂质无法正常代谢，于是人就会发胖。而瘦人之所以瘦，多半是血虚导致的。血虚的人一般火旺，会导致运化功能异常，把本该转化为滋养身体的营养成分排泄掉，所以会消瘦。

从中医理论上说，胖人大多阳气偏虚，体内有痰有湿，动作较缓，不太喜欢活动，肢体容易疲乏困重。瘦人则往往阴虚火旺，敏捷好动，有时容易亢奋冲动，易患失眠、口腔溃疡等疾病。

健脾益气是虚胖之人补本的方法

虚胖的人可以吃一些补气健脾的食物，如冬瓜、白萝卜、木耳、山药等。其中白萝卜含有辛辣成分芥子油，具有促进脂肪类物质代谢的作用，可避免脂肪在皮下堆积；冬瓜通便利尿作用较强，脾虚湿重的胖人可以适当多吃。同时还要加强体育锻炼。

瘦人应进食滋阴补液的食物

瘦人应常选用百合、蜂蜜、苦瓜等滋阴降火的食物，不要过量食用辣椒、八角、桂皮等辛辣的食物，少吃煎炸爆炒及性热上火的食物。

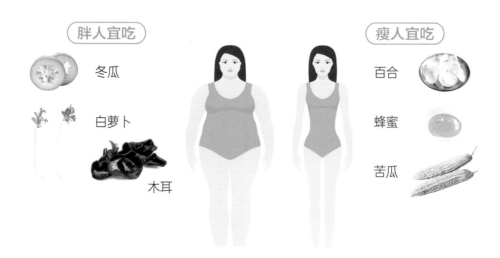

胖人宜吃　冬瓜　白萝卜　木耳

瘦人宜吃　百合　蜂蜜　苦瓜

药补不如食补，用食物补气养血

女性每个月会经历一次生理期，如果不好好调养，很容易血虚，导致正气不足，因外邪侵袭而致病。

女性生理期的不适症状，可以用食疗方改善

有些女性一到生理期就会出现头晕目眩、四肢乏力的症状。如果症状较为明显，就需要到医院去找大夫诊断；如果症状较轻，可以在家里用一些食疗方改善。比如，临床上常用的中成药乌鸡白凤丸，可以补气养血、调经止带。日常可以用乌鸡汤来进行调理。

中医称乌鸡为"药鸡"

乌鸡本身含有多种人体必需的氨基酸，营养丰富，配上各种中药熬汤，是很好的食补药膳。中医将乌鸡称为"药鸡"，它对于产后恢复、虚损劳累、体质瘦弱的女性有很好的补养效果，可起到滋阴、补肾、养血、补虚等作用。每个月喝1~2次乌鸡汤，可补气养血，缓解经期不适。

> TIPS / 做乌鸡汤的小窍门
> 用乌鸡炖汤之前，要用刀背将乌鸡的骨头都敲碎，让整只鸡摸起来软软的，这样炖汤更容易保留其营养。

乌鸡汤黄金营养搭配

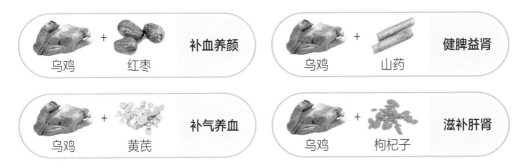

乌鸡 ＋ 红枣 → 补血养颜

乌鸡 ＋ 山药 → 健脾益肾

乌鸡 ＋ 黄芪 → 补气养血

乌鸡 ＋ 枸杞子 → 滋补肝肾

35岁: 女性气血变虚的一道坎

《黄帝内经》记载，女子以"七"为数，每一个"七"岁都是女人生理变化的周期。其中谈到"五七"时说："女子五七，阳明脉衰，面始焦，发始堕。"意思是说女人到了35岁，面色开始黯淡，头发也开始脱落，体质逐渐变虚弱了。

女人是怎样慢慢变老的

中医认为，女人到了35岁，阳明脉开始衰弱。阳明脉包括手阳明大肠经和足阳明胃经，循行经过面部、胸部和腹部，所以这些部位会受到影响，开始出现衰老的迹象。

体虚的女人，35岁更易衰老

上面提到，女性过了35岁，阳明经气开始走下坡路，足阳明胃经与脾相关，对应的颜色是黄色。这条经脉出现问题，会使面部发黄，体虚女人更容易长皱纹，衰老得比别人快。

TIPS / 简易补气血小偏方

当归枸杞子鸡肉汤：枸杞子、当归、红枣各10克，鸡肉300克，加适量葱、姜、盐炖服。

党参当归炖肉：党参10~15克，当归10克，猪肉300克，加适量盐炖服。

黄芪当归炖肉：黄芪、当归各10克，猪肉300克，加适量盐炖服。

桂圆红枣炖鸡蛋：桂圆肉、红枣各10克，剥皮熟鸡蛋1个，一起炖熟后，吃蛋饮汤。

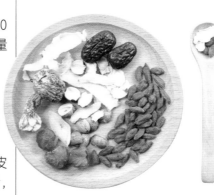

PART

2

疏肝解郁，根除

结节、肌瘤生长的

『土壤』

女性的病难治，难就难在肝气郁结、周身气血不畅

有句话叫"十个女人，九个欠逍遥"，可以简单地理解为不少女性都不够快乐逍遥。那女性为什么不开心呢？

任由不开心的情绪积蓄，就会肝气郁结

大多数女性既操持家务，又要工作，身心劳累压力大，再加上女性的情感比较细腻，对于外界的刺激较敏感，所以遇到一些不开心的事情时，比如复杂的同事关系、家庭矛盾等，如果没有及时得到排解，不良情绪容易积压在心里，时间久了就会导致肝气不畅、肝气郁结。

肝气郁结容易导致周身经络不畅

肝经循行两胁部位，所以肝气郁结会导致胸胁疼痛。肝经循行还经过乳腺、卵巢等部位，所以肝气郁结日久还容易使这些部位长出结节、囊肿。

出现肝气郁结，要及时调理

如果长期闷闷不乐，肝气郁结严重，就会导致气滞血瘀或郁久化火等，让病情更加复杂。

如果发现已经出现肝气郁结的症状，要及时调理。可在医生的指导下服用逍遥丸。

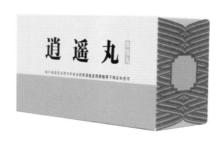

逍遥丸：中医十大名方之一，专治肝气郁结

肝气郁结不是一个人的问题，而是一家人的问题

来自家庭的各种压力都会导致肝气不疏

在家庭里，家人的负面情绪会互相影响，有时候父母影响孩子，有时候夫妻间相互影响，有时候老人影响年轻一代，有时候年轻人影响老人……例如，婆媳关系不好、夫妻吵架，各种压力都会导致家庭成员肝气不疏。

如果是因家庭关系导致的肝气郁结，那么在调理身体的时候，一定要与家人达成共识。否则，有冲突在，问题的根源就一直在。最好是全家人一起营造和谐的家庭气氛，这样才能将身体调理好，用药才会有效。否则家里充满矛盾和冲突，用药也可能没效果。

家源性肝气不疏，如何调理见效快

家原本是休息的港湾，如果在最该放松的地方仍有压力，人就很容易生病。所以，这种家源性肝气不疏，必须引起重视。改善家源性肝气不疏，既要处理好家庭关系，又要做好自我调适，可从以下两点做起。

1 **放松心情，调整情绪。** 家源性肝气不疏首先是情志病，要注意精神上的自我调适，不要对家庭琐事太计较、太生气，要学会包容家人、接纳自己，保持身心舒畅，努力营造融洽的家庭氛围，对于疏肝理气有益处。

2 **自我保健，化解肝郁。** 平时可在医生的指导下选用具有疏肝解郁作用的中药代茶饮，如玫瑰花、月季花、茉莉花、合欢花、佛手等，有助于疏肝理气、缓解紧张。还可以进行经络保健，常敲胆经、拍打肝经，有助于疏肝理气。

如何判断自己是不是肝气郁结

　　想要判断自己是否有肝气郁结，可以先看舌头。一般人的舌头是椭圆形的，而肝气郁结的人舌头是尖的，而且舌尖和舌边发红。
　　此外，肝气郁结还有以下症状。

1 口苦咽干
尤其是早晨起床，觉得嘴里有明显的苦味。

2 咽喉有异物感
总觉得喉咙里像堵了个杨梅核，吐不出来，咽不下去，这叫"梅核气"。

3 胃口差、容易打嗝
肝气不疏会影响脾胃功能，这是因为肝气犯胃导致胃气上逆，出现食欲缺乏、胃痛、胃胀等症状，同时伴有打嗝、反酸水甚至呕吐。

4 眩晕头痛
有时会出现头晕目眩或阵发性头晕，有的人还会感觉头痛。

5 易怒
肝气不疏的人经常烦躁，容易发火，也容易生闷气。

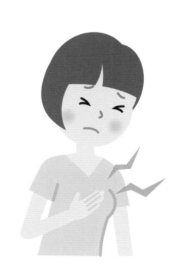

6 胸闷
有时会感觉胸闷，甚至心悸。

7 **失眠多梦**
失眠主要有两个原因：一个是血虚，另外一个就是肝气不疏。多梦也是肝气不疏的表现。

8 **胸胁胀痛**
胸胁、乳房等部位总有胀痛的感觉。

9 **情绪低落**
心情沮丧，经常唉声叹气。

10 **手脚冰凉**
许多人都知道，手脚冰凉的原因有阳虚、血虚和血瘀，但肝气郁结也会造成手脚冰凉。

以上症状如果至少有一两条相符，同时舌形是尖的，基本就能够判断是肝气郁结。

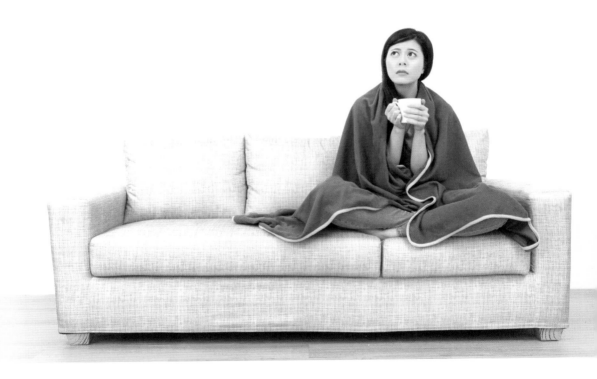

癌症最善于欺负气滞血瘀的女人

一般人们所说的癌症，泛指各类恶性肿瘤，是一类严重的恶性疾病，经常伴有发热、乏力、身体消瘦等症状，预后不良，难以根治。

气滞血瘀是癌症的导火索

中医认为，癌症的发生与脏腑功能失调、气机郁滞有关。当气机郁滞、血行不畅时，生理活动产生的代谢废物就容易堆积在身体内，久而久之就会形成有形的肿块。如果不加以控制，放任它继续增长，就会夺取人体内的气血，迅速恶化，从而使得人体气血更加亏虚。不同的癌症，因为病变部位不同，各有其病理特性，但因为肝藏血、主疏泄，对气血运行有直接的调节作用，因此无论什么癌症，其发病都和肝的生理功能失调有关。

怎样的症状提示女性气滞血瘀

气滞血瘀，可能是因为气滞引起血行不畅，也可能是因为血瘀导致气行受阻。症状多见胸胁或者腹部胀闷、疼痛，情绪上表现为闷闷不乐或是急躁易怒，脸色和口唇颜色也会显得晦暗。气滞血瘀的女性通常会月经不调、痛经，经血颜色偏暗、发黑，夹杂有较多的血块，严重者还会闭经。

预防癌症，从改善气滞血瘀做起

当代女性面临着生活、工作上的压力和各类情绪的困扰，这些因素最先影响的就是肝。如果身体长期处于肝失疏泄、气滞血瘀的状态，那么轻则出现各类结节、良性肿块，重则发展成癌症。因此，及时认知自己身体的健康状况并进行干预，使其得到改善，是预防癌症等各类疾病的关键。

总觉得喉咙堵得慌，
用半夏厚朴汤疏肝理气

许多女性在刷牙或咽口水的时候，感觉喉咙里好像有东西堵着，咳不出来又咽不下去，中医将其称为梅核气。

梅核气，是郁结的肝气在作祟

"梅核气"这个病的名字很形象，患者感觉咽喉间像被塞了一个杨梅的核，堵在那里咽不下、吐不出，时有时无。虽然明显感到咽喉中有异样，但只是感觉，并不是真的有东西，吃饭说话也不受影响。

中医认为，这是因为心情不舒畅，使得肝气郁滞，痰气互结，停留聚集在咽喉所致。有些女性有气闷在心里，气机阻滞，结于咽喉，就容易诱发梅核气。

调理梅核气，名医张仲景有妙方

张仲景在《金匮要略》里，针对这种病有一个方子，叫"半夏厚朴汤"。这个方子里，半夏化痰开结、降逆和胃，为君药；厚朴下气除满、燥湿消痰，为臣药；茯苓健脾渗湿，助半夏祛湿化痰；苏叶芳香宣肺、顺气宽胸，散胸中郁结之气，生姜和胃降逆止呕，三者共为佐药。

半夏厚朴汤

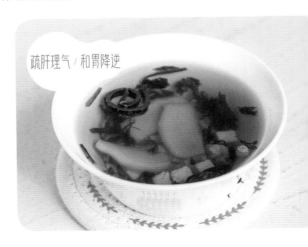

疏肝理气 / 和胃降逆

材料 半夏、茯苓、生姜各10克，厚朴、苏叶各5克。

做法 把所有药材放入砂锅中，多加一些水，把水熬掉一半，然后药汁分成4份。

用法 白天喝3份，晚上喝1份。

温馨提示： 孕妇忌服。

女人经常生气，容易乳腺增生

女性日常生活中的不良情绪如果没能及时排解，就会导致肝气不疏，气机瘀滞阻塞气血运行，时日一长患乳腺增生的概率就会增加。

为什么现在患乳腺增生的女性偏多

现代女性工作压力大，生活节奏快，再加上缺乏排解不良情绪的途径，所以患乳腺增生的人越来越多。

乳腺增生，真正的"罪魁祸首"是肝气不疏。中医认为，肝气郁结，气滞血运不畅；肝气郁久化热，易灼津液为痰。气滞、血瘀、痰凝都可能阻塞乳房经脉，形成乳腺增生。

勤做按摩，疏通乳房气血、预防乳腺增生

勤做按摩，能够疏通乳房周围的经络，使气血流通，帮助女性调节身体的内分泌，预防乳腺增生。

按揉乳根穴，活血通络

取穴：在胸部，第5肋间隙，乳头正下方、前正中线旁开4寸，左右各一。

方法：用食指指腹按揉乳根穴1~3分钟。

功效：乳根穴有活血通络、行气解郁的功效，可预防乳腺增生。

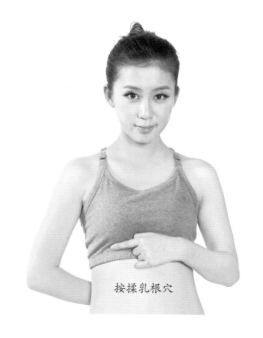

按揉乳根穴

经常叹气，这是病，得治

　　日常生活中遇到一些不如意或者无奈的事情时，人会不由自主地叹气。现代医学研究认为，叹气其实是人体的一种自我保护，可以调节大脑和神经系统的状态，让人能迅速地从悲伤等情绪中走出来。所以，偶尔的叹气是良性的。可是，如果一个人在生活中天天叹气，就得想办法调理。中医将这种病症称为"善太息"，这时人体内的气息是失调的。

经常叹气，对身体有哪些坏处

　　中医认为，如果悲伤等负面情绪过于强烈或者持续时间过长就会扰乱气机，使上焦不通，从而导致肝气郁结、肺气不足等。体内气血不通畅，就会经常通过叹气来帮助调节。但如果持续时间过长，很容易心情抑郁，甚至导致抑郁症。

调理"善太息"，不仅要疏肝，还要补气

　　临床上对于肝郁的患者，在疏肝气的同时，还要加补气的药物。

　　推荐一个调理"善太息"的茶方——佛手山楂黄芪茶，佛手有疏肝理气的功效，山楂可以活血化瘀，黄芪补气效果佳。

佛手山楂黄芪茶

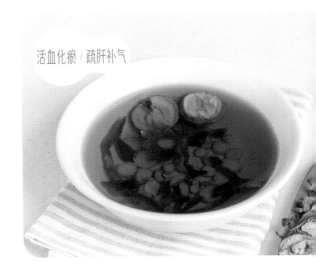

活血化瘀 / 疏肝补气

材料　佛手 5 克，山楂 3 克，黄芪 2 克。

做法
1　佛手、山楂、黄芪洗净。
2　将所有食材放入杯中，注入适量开水，加盖闷泡 20 分钟即可。

用法　代茶饮用。

一花一果解肝郁，适合日常调养

平时容易生气的女性想要预防肝气郁结，可以在日常生活中进行食疗。这里推荐一花一果，都是疏肝解郁的良品。

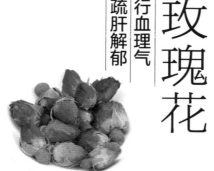

玫瑰花

疏肝解郁 行血理气

玫瑰花是传统的花茶之一，理气行血的功效很好，所以常用来疏肝解郁。可入药的玫瑰花，需要在玫瑰含苞未放的时候把花蕾采摘下来，然后迅速烘干，这样才能保留花朵本身的香气，药效才会好。所以，泡茶喝的玫瑰花，最好从药店购买，不建议大家自行晒制。

疏肝小妙招

玫瑰花、月季花各5克，红茶3克，一起泡茶饮即可。

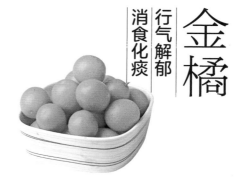

金橘

消食化痰 行气解郁

在中医里，凡是走气的药，都有特殊而强烈的气味，金橘就是如此，它可以理气解郁、消食化痰。金橘可以直接生吃，但不要一次性吃太多，三五个就可以，吃得太多容易伤害牙齿。不要空腹吃，否则容易刺激胃，脾胃虚寒的人更不要多吃。

疏肝小妙招

金橘5个，白萝卜100克，二者洗净，共同榨汁口服，有顺气化痰的功效。

山楂乌梅玫瑰花茶

材料 乌梅 20 克，干山楂 8 克，玫瑰花 6 朵，陈皮 6 克，甘草 3 克。

调料 蜂蜜适量。

做法

1 将干山楂、乌梅、陈皮清洗一下，与玫瑰花、甘草一起放入锅中，倒入适量清水，大火烧沸后改小火熬煮约 15 分钟。

2 关火后待凉至温热，加入蜂蜜即可。

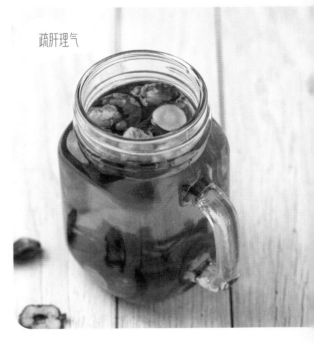

疏肝理气

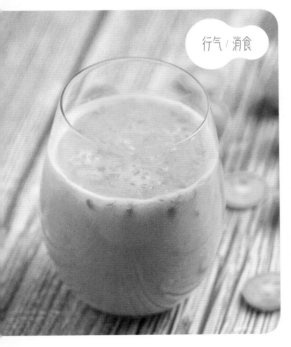

行气／消食

百香金橘饮

材料 金橘、百香果各 100 克。

做法

1 金橘去皮，分瓣，去子，切块；百香果洗净，切开，取出果肉，放入杯中。

2 将金橘块放入榨汁机中，加入适量饮用水搅打均匀后倒入装有百香果果肉的杯中即可。

烹饪妙招

橘瓣外表的白色丝络有行气通络、化痰止咳的功效，榨汁时应保留。

这两种蔬菜能帮你解郁化积

不少中药材都是一些植物的根、茎、叶、花。从这个意义上来说，日常生活中吃的蔬果等各种食物也有一定的调理作用，只是作用没那么强。下面给大家介绍两种有助于疏肝解郁的蔬菜。

茼蒿：宽中理气，增强食欲

在各种蔬菜里面，茼蒿的香味是很特别的。中医在行气时用到的一些药材，取的就是其本身的香气能够帮助推动体内的郁结之气。所以茼蒿这种有特殊香味的食物也有疏肝理气的作用。

现代医学认为，茼蒿含有一种挥发油，这种挥发油能消食开胃。在炒茼蒿的时候，时间不要过长，涮火锅时不要煮太久，以免挥发油流失过多。需要注意的是，茼蒿有滑利的作用，因此脾胃虚弱、经常腹泻的人不适合多吃。

海带：软坚散结

当体内肝气郁结日久，身体气机不畅，容易长出各种结节、囊肿。海带可软坚散结，使坚硬的郁结之物软化消散，中医常用它来调理瘿、瘤、结核等。但海带性寒，所以脾胃虚寒的人不能多吃。

需要注意的是，海带和茼蒿都是本身含钠量较高的食物，所以高血压患者不适合多吃。海带含碘量也高，所以甲亢患者不适合多吃。

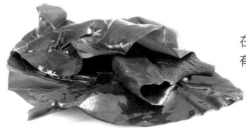

在中药里，海带称作昆布，有软坚散结的功效

茼蒿炒蛋

材料 茼蒿350克，鸡蛋2个。

调料 盐适量。

做法

1 茼蒿择洗干净，切段；鸡蛋打散备用。

2 炒锅置火上，油热后倒入鸡蛋液，炒散后倒入茼蒿段炒熟，出锅前放盐即可。

烹饪妙招

等鸡蛋稍微凝固，就可以用铲子翻动鸡蛋，不要炒老了。

疏肝 / 解郁

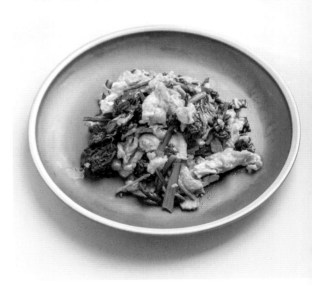

解肝郁 / 散结节

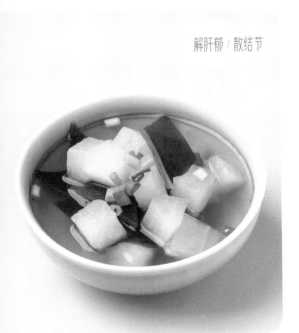

海带冬瓜汤

材料 冬瓜150克，水发海带100克。

调料 盐、葱花各适量。

做法

1 将冬瓜洗净，去皮、去瓤，切块；水发海带洗净，切块备用。

2 锅置火上，倒适量清水，放入冬瓜块、海带块煮沸，出锅前撒上葱花，放少许盐调味即可。

烹饪妙招

烹制冬瓜时，盐要少放、晚放，这样口感好，也做到了低盐。尤其是煲冬瓜汤时，更应清淡，出锅前加少许盐即可。

疏肝气，可以吃这些食物

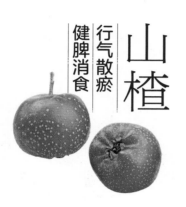

山楂 行气散瘀 健脾消食

中医五味里，和肝对应的是酸，山楂可以行气散瘀、健脾消食。

\\ 疏肝小妙招 //

山楂 30 克，红枣 20 克，分别洗净、去核、切碎；将山楂碎、红枣碎加适量清水放入榨汁机中，榨汁饮用即可。

白萝卜 宽中理气 增强食欲

《本草纲目》称白萝卜可以"宽胸膈，利大小便……化痰消导"，说明白萝卜能够促进消化、增强食欲、加快胃肠蠕动，还能顺气。

\\ 疏肝小妙招 //

取白萝卜丝适量，与蜂蜜一起拌匀食用，有健脾益气的功效。

枸杞子 滋补肝肾

历代医家常用枸杞子调理肝血不足引起的眼昏花和夜盲症。现代医学证明，枸杞子里的枸杞多糖对肝损伤有修复作用，它能恢复肝细胞的功能，并促进肝细胞再生。在中医里，枸杞子有滋补肝肾的功效。

\\ 疏肝小妙招 //

枸杞子 5~10 克，泡水喝。

银耳莲子枸杞雪梨汤

材料　雪梨 200 克，莲子 30 克，枸杞子 10 克，干银耳 5 克。

调料　冰糖适量。

做法

1　银耳泡发，去根蒂，撕成小朵；莲子洗净；枸杞子洗净；雪梨洗净，去核，连皮切块。

2　将银耳、莲子、冰糖放进砂锅中，加适量清水，大火烧开，转小火慢慢熬至发黏，放入雪梨块、枸杞子，继续熬至银耳软烂即可。

烹饪妙招

莲子心虽苦，但有去火的功效，煮汤的时候不要将莲子心丢弃。

滋阴润燥 / 养肝活血

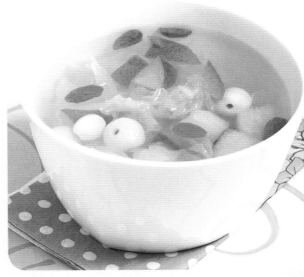

疏肝 / 健脾

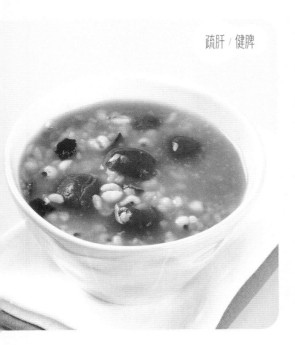

山楂薏米陈皮粥

材料　大米、薏米、山楂各 50 克，陈皮 10 克。

调料　红糖 5 克。

做法

1　陈皮洗净，切丁；大米洗净，用水浸泡 30 分钟；薏米洗净，浸泡 3 小时；山楂洗净后去核，切块。

2　锅内加适量清水烧开，加入陈皮丁、大米、薏米、山楂块，大火煮开后转小火煮 50 分钟，加入红糖搅匀。

烹饪妙招

新鲜山楂也可以用干山楂代替。

玫瑰花茶疏肝气，让糟糕的心情变好

玫瑰花茶，身心舒畅又美肤

玫瑰花性温，味甘、微苦，入肝、脾二经，具有行气解郁、和血止痛的功效，可用于治疗肝郁气滞引起的胸胁胀痛、食少呕恶、月经不调等病症。经常喝玫瑰花茶，可以缓解疲劳、疏肝解郁，也可改善因气滞血瘀引起的皮肤粗糙、暗沉，对血瘀引起的痛经、月经不调也有一定的调理作用。

喝玫瑰花茶的误区

玫瑰花茶虽好，但在饮用时也需要注意避开一些误区。否则不但起不到应有的作用，反而会对人体产生损害。

1. 玫瑰花具有活血散瘀的作用，月经量较大的女性不宜多喝，容易造成血量增多，影响身体健康。

2. 玫瑰花可以行气解郁，有一定的耗散作用，因此气血虚弱、容易疲劳的女性在饮用时最好和补气药配合使用，如党参、太子参等。

3. 孕妈妈不能喝玫瑰花。

玫瑰花茶怎么泡更有效

材料：500毫升左右的70～80℃热水，5～6朵玫瑰花蕾或2～3朵玫瑰花冠，不喜欢花茶苦涩味道的可酌情准备蜂蜜、冰糖等。

做法：

1. 在冲泡前提前温热茶杯，以防花茶的温度下降太快，影响花香的释出。

2. 在水杯或养生壶中放入玫瑰花后加入热水，放置5分钟左右，待玫瑰花的香气微微飘出即可。

情绪不佳、总想发火，喝一碗白梅花冰糖粥

中医认为，经常发火跟肝有关。无论发火是因为肝气郁结还是肝火上逆，都会损伤肝脏，所以要学会制怒。这里推荐一道不错的疏肝理气食疗方——白梅花冰糖粥。

白梅花搭配冰糖，疏肝和胃效果好

白梅花性平，味微酸、涩；归肝、胃经，有疏肝解郁、和胃化痰的功效，可调理肝胃气滞、胸胁胀痛、脘闷疼痛；冰糖性平，味甘，归脾、肺经，有补中益气、和胃润肺、止咳化痰的功效。将白梅花和冰糖搭配起来煮粥食用，可以疏肝解郁、健脾开胃。

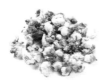

白梅花
疏肝解郁
和胃化痰

冰糖
补中益气
和胃润肺

白梅花冰糖粥

材料 白梅花、冰糖各 10 克，大米 100 克。

做法

1 将大米洗净，浸泡 30 分钟，加适量水烧开，小火煮粥。

2 粥将成时加入白梅花，小火继续煮 20 分钟。

3 最后加入冰糖略煮即可。

温馨提示：糖尿病患者忌食。

疏肝健脾

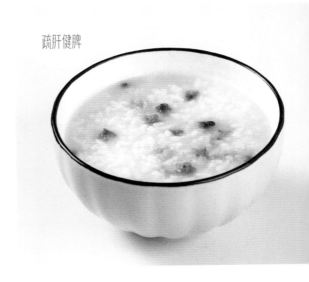

肝郁胃痛，推荐柴胡疏肝散

不少肝郁的女性都有脾胃不和的症状，通常表现为胃胀、胃痛。调理时除疏肝理气之外，还需要健脾益胃。

肝气犯胃怎么办？中医名方柴胡疏肝散可改善

对于肝气犯胃引起的不适，中医有一个方子可以调理——柴胡疏肝散。这个方子由柴胡、陈皮、川芎、香附、枳壳、芍药、炙甘草组成。方中的柴胡可以疏肝解郁，为君药。香附理气疏肝、止痛，川芎活血行气、止痛，二药搭配，帮助柴胡解肝经之郁滞，并增强行气活血止痛的功效，共为臣药。陈皮、枳壳理气行滞，芍药养血柔肝、缓急止痛，均为佐药。炙甘草调和诸药。诸药搭配，可以疏肝行气、活血止痛。（使用前需咨询医生）

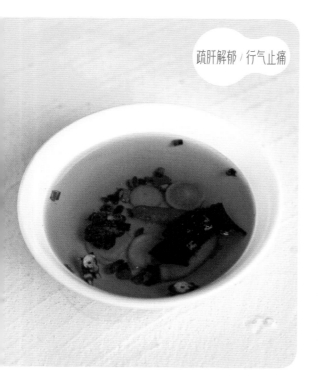

疏肝解郁 / 行气止痛

柴胡疏肝汤

材料 陈皮、柴胡各 10 克，川芎、香附、枳壳各 6 克，芍药 5 克，炙甘草 3 克。

做法
1 将上述药物用水浸泡 1 小时。
2 将泡好的药物与水一起放入砂锅中，用大火煮开，再用小火煮 20 分钟即可。

用法 煎出来的药汁在 1500 毫升左右，可以分两次服用。

温馨提示：空腹喝理气和胃的效果更好。本方芳香辛燥，易耗气伤阴，不宜久服。

佛手疏肝理气，女人心静肝气顺

中医认为"肝在志为怒"，发怒与肝密切相关。肝火过旺会让人容易动怒，而经常发怒也会伤害肝脏，这就是中医说的"怒伤肝"。二者互为因果，容易形成恶性循环。

佛手 + 菊花，平肝火、止怒气

佛手又叫佛手柑，归肝、脾、胃、肺经，有疏肝解郁、理气止痛、燥湿化痰等作用。佛手是疏肝理气的常用药，可用于调理肝郁气滞引起的胸胁胀痛、胸闷不畅，以及脾胃气滞所致的脘腹胀满、食少呕恶等；菊花能散风清热、平肝明目。

将佛手和菊花一起煮茶，能疏肝气，清除体内的郁热，肝火较旺且胸满胀闷的人经常服用，效果不错。

理气解郁

佛手菊花茶

材料　佛手 10 克，菊花 5 克。

做法　将二者放入砂锅中，加入适量水，大火煮开即可。

用法　代茶饮，每周 3～4 次，可加入一些白糖调味。

温馨提示：阴虚有火者慎服。

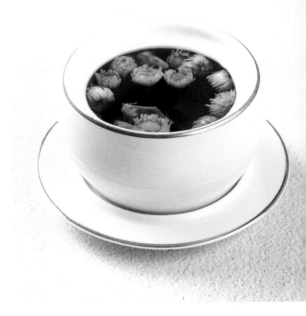

当归炖乌鸡，活血更解郁

日常可用食疗的方法来调理肝郁，简单又有效。比如用当归和乌鸡一起炖汤，就有养肝、活血、解郁的作用。

当归可活血补血

熟悉中药知识的朋友都了解，当归是补血活血的良药，它主要的功效是补血调经、活血止痛。

女性由于自身孕产、月经等生理特征，很容易血虚，因此，用当归来活血养血，效果是不错的。

乌鸡，补肝肾、补血效果好

中医认为，乌鸡性平味甘，有滋阴清热、补肝益肾的功效，尤其适合产妇或者体虚血亏、肝肾不足、脾胃不和的人食用。

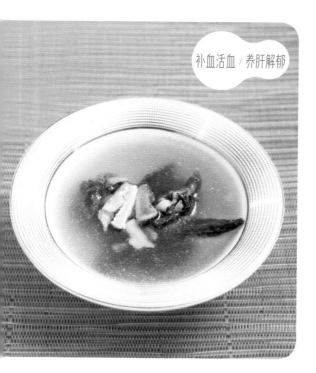

补血活血 / 养肝解郁

当归乌鸡汤

材料 当归 20 克，乌鸡 1 只。
调料 料酒、盐适量。
做法
1 乌鸡宰杀，去毛和内脏之后切块洗净。
2 乌鸡入锅，加适量水与料酒，大火煮开 5 分钟后，关火捞出备用。
3 将鸡块、当归放入砂锅内，加适量水，大火煮沸后转小火，炖至肉质熟烂，加盐调味即可。

郁结的肝气，拔罐可以疏通

拔罐是一种古老的方法，可活血通络、去湿排毒。通过拔罐可以达到疏通肝气的目的，关键是要找准穴位，并掌握正确的拔罐方法。

注：建议在医生的指导下进行。

拔肝俞穴

定位：在背部，第9胸椎棘突下，后正中线旁开1.5寸，左右各一。

方法：将穴位消毒，将气罐吸拔在肝俞穴上，每次10~15分钟。

功效：增强肝的疏泄功能，预防肝气郁结。

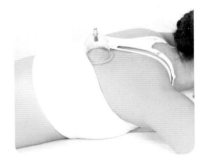

拔阳陵泉穴

定位：在小腿外侧，腓骨小头前下方凹陷中。

方法：将穴位消毒，将气罐吸拔在阳陵泉穴上，每次10~15分钟。

功效：舒筋活络，有助于肝胆之气升发。

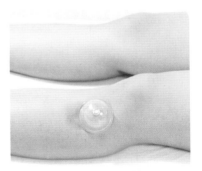

拔太冲穴

定位：在足背，第1、2跖骨间，跖骨底结合部前方凹陷中。

方法：将穴位消毒，将气罐吸拔在太冲穴上，每次10~15分钟，每周吸拔2次。

功效：疏畅气机，可改善肝气郁结。

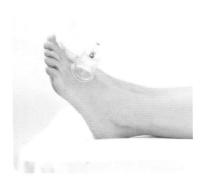

这三味中成药，能帮你解忧除烦

在调理女性肝郁方面，从古至今流传下来许多验方，这些验方经过几千年临床检验，效果很好。重点介绍几种调理肝郁的中成药，大家可以根据自身情况、结合医嘱来选购。

逍遥丸：让人快乐的药丸

逍遥丸是根据十大中医名方之一的逍遥散制成的，主要组成是：当归、白芍、柴胡、白术、茯苓、甘草、生姜和薄荷。其中，白芍、柴胡都是柔肝疏肝的常用药。逍遥丸能疏肝健脾，平时爱生气的女性，用它来疏肝理气、养血调经，效果很好。

女性常见的病症，比如肝郁导致的心情不畅，或者是月经不调、痛经，包括乳腺增生、更年期综合征等，如果是由于肝郁血虚脾弱引起的，都可以用逍遥丸来调理。

柴胡疏肝丸：解决心烦易怒

柴胡疏肝丸来自中医名方柴胡疏肝散，所用到的药物有柴胡、枳壳、芍药、川芎、香附、陈皮、炙甘草等，它的主要功效是疏肝解郁、行气止痛。一生气就感觉胸胁胀痛、胸闷不适或腹胀腹痛，而且特别容易叹气、心烦易怒的女性，可以选用柴胡疏肝丸。

开胸顺气丸：专门对付生气后吃不下饭

开胸顺气丸的主要功效是消食调气化滞。如果出现食欲缺乏或胸闷口干、胃脘刺痛等症状，并且明确这些症状的原因是有郁结之气，就可以吃开胸顺气丸，来调理这些积滞症状。但是孕妇及年老气虚的人忌服。

肝气郁结导致的失眠，泡脚就能解决

失眠主要是由各种压力或烦恼导致的紧张和焦虑等不良情绪引起。

肝郁导致的失眠，还有哪些表现

肝气郁结的症状有口苦、口干、头晕、胃口不佳、胸闷、心悸、肋骨胀痛、恶心有呕吐感、失眠多梦等。

柴胡加龙骨牡蛎加减方泡脚，专调肝气不疏引起的失眠

如果是肝气不疏引起的失眠，用此方泡脚后会有明显效果。现代人脾胃虚弱，泡脚可让药物通过皮肤吸收，进入经络，效果也很好，大家也更容易接受。情绪不好引起身体问题时，除了及时去就医，还可以用泡脚辅助调养。

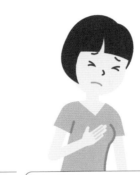

TIPS / 泡脚需注意

一般情况下，如果是肝气不疏引起的失眠，在泡脚后会有明显改善。不过，这个方子不是安眠的，它的主要作用是疏肝。睡眠转好，只是一个结果而已。

柴胡加龙骨牡蛎加减方

材料：柴胡6克，黄芩6克，法半夏6克，党参6克，炙甘草6克，茯苓30克，煅龙骨30克，煅牡蛎30克，桂枝6克，郁金6克，远志6克，香附6克，白芍6克，牡丹皮6克，炒栀子6克，生地6克。

用法：加水1000毫升，大火煮开后，转小火，熬30分钟，然后将药汁分成两份，早、晚加入温水泡脚，每次20分钟。水温不要太热，水淹过脚面即可。

答疑女性朋友最关心的健康问题

Q 气大真的会伤身吗?

A 气大真的会伤身,尤其是对女性。人们常说女怕伤肝,男怕伤肾,即女性以肝经为重,男性以肾经为重。肝气郁结会导致许多妇科疾病,比如月经不调、痛经、外阴瘙痒、黄褐斑、乳腺增生、不孕不育、乳腺癌等,女性朋友必须重视。

Q 为什么爱生气的女性,吃点补品或补药就会上火?

A 主要原因是肝气不疏。当肝气不疏时,气机郁积,经络不畅,这时进补会导致壅滞,这就好比一条河中段已经被淤泥堵死了,如果只拼命补水而不疏通,一定会导致洪水泛滥。

遇到这种情况需要观察一下,如果舌头的形状是尖的,舌头的边尖很红,没有舌苔或者舌苔很厚,那么就要先疏理肝气,再进补。

Q 为什么说,建立和睦的家庭关系对健康至关重要?

A 如果家庭关系不和睦,家庭成员得病的概率就会增加。因为长期生活在一个容易生气的家庭里,容易肝气郁滞,对健康造成影响。相反,如果心有所依,与家人关系融洽,即使每天粗茶淡饭,也能少病少忧、健康长寿。

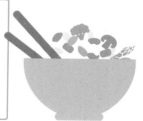

平肝清火，
睡眠香

夜晚常失眠，根本原因是肝火上炎、气血不宁

肝气郁结、积热化火，是很多女性夜晚失眠的原因之一。

为什么说女性更容易肝郁化火

许多女性身体里的"火"源自情绪。现代社会，许多女性面临着工作和家庭的双重压力，如果负面情绪无法及时得到排解，很容易对身心健康造成不良影响。比如出现肝气郁结，"肝郁化火"，情绪中的火便转化成了身体中的火。

肝火扰动心神，就容易失眠

中医认为，肝火旺盛会扰动心神，导致魂不守舍，从而引发失眠。失眠不仅指睡不着觉，还包括多梦、容易惊醒、睡眠质量差等。经常失眠的女性，平时要注意调整饮食，不要吃油炸以及辛辣刺激的食物，可以多吃降火的蔬果，比如苦瓜、火龙果等；要保持良好的心态，少生气，不要让别人影响自己的情绪；平时加强运动锻炼，提高自身的免疫力。在睡前适当进行温和的运动，可以产生疲劳感，有助于提高睡眠质量。但不要做剧烈运动，以免因兴奋更加难以入睡。

> TIPS / 长期失眠的坏处
>
> 中医认为，长期失眠会导致肝阴亏虚，长此以往阳气也生发不起来，最终的结果是阴阳两虚。所以，大多数长期失眠的人面容憔悴，眼袋、黑眼圈、皱纹都找上门，衰老得快。

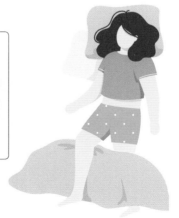

动不动就暴跳如雷？你得清肝火

我们今天常常用"大动肝火"这个词描述发怒的状态，在中医理论中，发怒很多时候就是在动"肝火"。

发怒，真的跟肝有很大关系

中医认为，五脏跟五志（五种情志）是对应的。心主喜，肝主怒，脾主思，肺主忧，肾主恐。"肝主怒"，也就是说肝脏最怕发怒，最容易被怒气所伤。

肝是刚脏，有刚强、躁急的生理特征，且肝主升、主动，肝气升动太过，易上亢或逆乱，导致肝火太过。所以有些人一生气就出现脸红脖子粗等上火表现。

经常发怒，容易形成恶性循环

在大怒的时候，容易导致肝气上逆，反过来，肝气太过又容易让人烦躁易怒，形成一个恶性循环。如果不及时加以调理，就会影响身体健康。

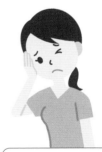

火气大的人，最需要柔肝平肝

如果一个人原本脾气不差，最近却总是动不动就想发火，那可能就是肝火太旺导致的，这时候就要柔肝平肝，涵养肝气，使肝气平和不上逆，在发怒的时候有所节制，不至于太过。

> TIPS / 肝火过旺的典型症状
>
> 肝火过旺的典型表现，除特别容易发怒外，还有经常头晕、口干舌燥、口苦口臭、眼睛干涩赤痛、睡眠质量差等。

一瓜一果清肝火，还身体一片清凉

日常饮食也可以帮助清肝火，一些普普通通的瓜果，都有清肝火的功效。

苦瓜

清热去火 解毒

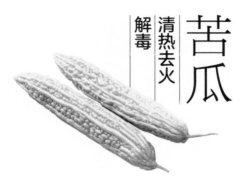

\\ 清肝火小妙招 //

鲜苦瓜适量，洗净研碎，过滤取汁20毫升，加冰糖、凉白开至100毫升即可。每次饮用10毫升，每日2~3次。

中医认为，苦味食物具有清热去火的作用。苦味食物首推苦瓜，不管是凉拌、热炒，还是煲汤，都有很好的去火功效。

苦瓜性寒、味苦；归胃、心、肝经，可清热解暑、明目、解毒。出现口舌生疮、双目红赤、口干舌燥、咽喉肿痛、大便干燥、心烦失眠等肝火旺盛的症状时，吃点苦瓜有助于降火。

猕猴桃香甜味美，营养丰富，被称为"水果之王"。猕猴桃性寒，味甘、酸；归胃、膀胱经，有清热生津、健胃止渴的功效。可以辅助调理肝火旺盛引起的相关症状。

另外需要提醒大家，脾胃虚寒者不宜过多食用猕猴桃。

猕猴桃

清热生津

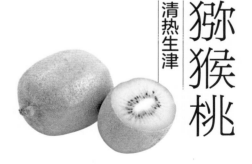

\\ 清肝火小妙招 //

猕猴桃去皮，加适量冰糖，煎汤服，或猕猴桃去皮生食。

凉拌苦瓜

材料 苦瓜 300 克。

调料 盐、花椒各适量，香油少许。

做法

1 苦瓜洗净，去瓤，切片，焯熟后捞出过凉，控干。

2 锅置火上，放油烧热，放入花椒爆香，将炸好的花椒油淋在焯好的苦瓜片上，加盐、香油拌匀即可。

烹饪妙招

苦瓜用开水略微焯烫，可以去除苦味。

清降肝火

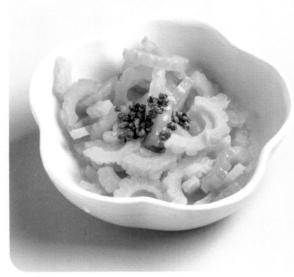

清热生津

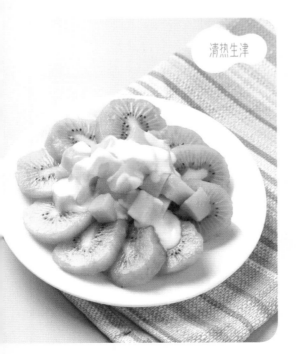

酸奶猕猴桃沙拉

材料 猕猴桃 200 克，芒果、酸奶各 100 克。

做法

1 猕猴桃去皮，切片；芒果去皮除核，切丁备用。

2 猕猴桃片摆盘，中间放芒果丁，最后浇上酸奶即可。

烹饪妙招

猕猴桃与芒果搭配，口味更佳，清热生津效果更好。

荸荠绿豆汤，平肝降火，养肝润肺

很多人在夏季都会喝绿豆汤来解暑，因为绿豆有清热解毒去火的功效。肝火过旺的女性，也可喝绿豆汤辅助清降肝火。

绿豆搭配荸荠，既可解肝毒又可清肝火

从中医角度来看，绿豆性寒凉，归心、胃经，主要功效是清热消暑、去火解毒。跟其他清热解毒药相比，绿豆是药食两用之品，所以日常食用相对安全。

荸荠也叫马蹄，在南方特别常见，有清热解毒的功效，而且肉质白嫩，味道甜美，清脆多汁，滋阴效果很好，所以被誉为"地下雪梨"。

荸荠生吃容易伤及脾阳，煮熟之后寒凉之气会得到缓和，所以日常可以用荸荠和绿豆一起煮汤。

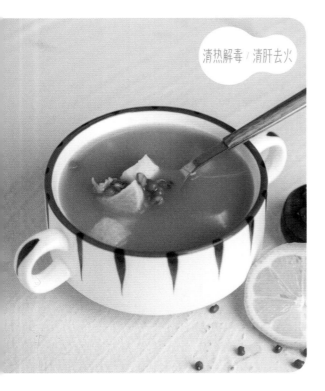

清热解毒 / 清肝去火

荸荠绿豆汤

材料　绿豆 200 克，荸荠 150 克，柠檬 1 个。

做法

1 将绿豆清洗干净，放在清水里面浸泡 2 小时；荸荠洗净去皮，切成小粒；柠檬去皮去子，切成小块。

2 在砂锅里加适量清水，放入绿豆、荸荠、柠檬，大火烧开后转小火熬煮 20 分钟即可。

烹饪妙招

要用绿豆汤降火，就不要把豆子煮开花，只要煮出浅绿色的汤水就可以，这样清火效果更好。

做个绿豆枕头，
轻松除火邪，睡眠更香甜

中医理论认为，炎热的夏天火热之邪猖獗，所以要注意防暑去火。如果在夏天出现"上火"的症状，可以做个绿豆枕清热除烦。

绿豆清火透邪，除燥热

绿豆可以清暑、解毒、除烦。炎炎夏日，火邪炽盛，自制绿豆枕是不错的防暑"神器"。绿豆枕是药枕的一种，其原理是枕头内的药物不断挥发，借助头部的温度和皮肤的吸收作用进入体内。同时，药枕还能通过鼻子的呼吸作用，使挥发物进入肺，达到"闻香治病"的目的。

绿豆枕的制作方法

制作绿豆枕的原料是绿豆皮。绿豆能清热解毒，其清热之力在皮，解毒之功在肉。《本草纲目》中强调绿豆皮的作用是"解热毒，退目翳"。制作绿豆枕时，取绿豆皮（煮绿豆汤即可获取）适量，再掺上破碎的绿豆，晒干后用细密且透气的布料包装，做成枕芯，套上枕套即可。绿豆皮的数量，一般根据平铺枕头的高度确定。绿豆枕的保质期为 1~3 个月，夏天绿豆更容易变质，要时常晾晒。

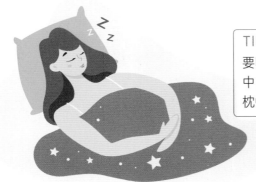

TIPS／根据不同需要对绿豆枕进行加减
要明目，可以将干菊花放在绿豆枕芯之中；要清肝火，可以将决明子放在绿豆枕中。

酸枣仁猪心汤，让你一觉到天亮

心烦焦虑、睡不着、睡不好已经成为现代人很普遍的现象。要解决睡眠不安的问题，中医常用的方法有滋阴、清肝火、安心神。这里给大家推荐一款滋阴安神的食疗方：酸枣仁猪心汤。

酸枣仁搭配猪心煲汤，缓解阴虚失眠

酸枣仁猪心汤用到的食材有酸枣仁、猪心、麦冬、百合、玉竹等。其中，酸枣仁性平，味甘、酸，归肝、胆、心经，有养心补肝、安神生津的作用，用于虚烦不眠、体虚多汗、津伤口渴等。猪心性平，味甘、咸，归心经，有补血养心的功效。

麦冬、百合、玉竹都是补阴中药。麦冬偏清心，适合心烦失眠者；百合偏安神，适合失眠多梦、精神恍惚者。玉竹偏生津止渴，适合咽干口渴、内热消渴者。因此，酸枣仁猪心汤既能安神又可养阴。

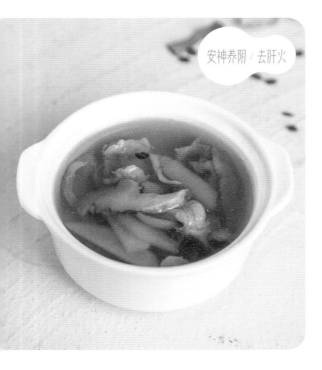

安神养阴 / 去肝火

酸枣仁猪心汤

材料 酸枣仁 20 克，麦冬、百合各 15 克，玉竹 10 克，猪心 1 个。

调料 姜片适量，盐 3 克。

做法

1 猪心对半切开，去筋膜、血块，焯水后切片备用；酸枣仁、麦冬、百合、玉竹洗净后，浸泡 10 分钟。

2 将猪心和上述中药材放入砂锅中，加适量清水和姜片，大火煮开后转小火煮 1 小时，加盐调味即可。

温馨提示：胆固醇高者不适合吃动物内脏，猪心、猪肝营养虽好，但请适量食用。

按揉行间，轻轻松松清肝火

行间穴是肝经上的一个重要穴位，它可治头面部疾病。所以，如果女性因为肝火旺而出现眼睛红肿、胀痛或头痛等，可按揉行间穴。

行间穴，人体内的"救火队员"

行间是肝经的荥穴，而"荥主身热"，意思是荥穴可用于治疗身体发热。《类经图翼》中说"泻行间火而热自清，木气自下"，意思是通过刺激行间穴能够泻火，而它又是肝经上的穴位，所以泻肝火的效果更好。通过刺激行间穴，体内的肝火就被清，于是"木气自下"，肝气自然就回到本来该在的位置。

肝火比较旺的时候，行间穴轻松助清火

肝火旺的人容易发脾气，还容易出现胸胁胀痛，这些问题都可以通过推拿行间穴来缓解。女性在日常生活中因肝火旺导致的脸色萎黄、皮肤干燥、失眠多梦等，也可以通过按揉行间穴来缓解。

行间穴的定位

行间穴位于足部第1、2趾间，趾蹼缘的后方赤白肉际处。找这个穴位的时候，要先露出脚背，脚背的第1和第2根脚趾之间连接处的缝纹头处，就是行间穴。

保养方法：点按行间穴

用食指或中指指腹对准行间穴，点按100～200下。

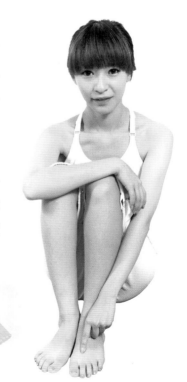

行间穴

要想睡得香，把中成药敷在穴位上

中成药外敷穴位，是很方便的调理失眠的方法。根据具体的症状，到药店买相关中成药，将药研碎，调成蚕豆大小的稠糊，每天睡前贴到相应的穴位上。敷药后，在穴位上盖塑料纸，用胶布固定。如果对胶布过敏，也可用绷带固定。

肝火上炎型失眠

症状：性情急躁易怒，饮食无味，目赤口苦，小便黄赤，舌红苔黄。

妙招：取龙胆泻肝丸 10 ~ 15 克研末，用适量醋调成糊状，敷在太冲穴上。

心脾气虚型失眠

症状：多梦易醒，心悸健忘，头晕目眩，动则汗出，面色无华，舌淡苔薄白。

妙招：取归脾丸 10 ~ 15 克研末，用适量醋调成糊状，敷神阙穴。

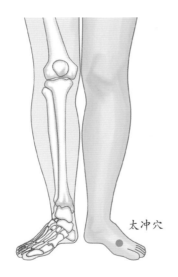

太冲穴：在足背，当第1、2跖骨间，跖骨底结合部前方凹陷中。

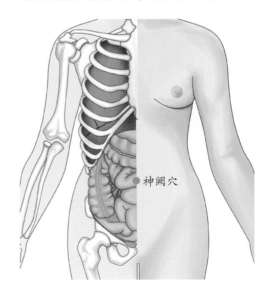

神阙穴：在肚脐中央。

惊恐不安型失眠

症状：失眠多梦，胆怯害怕，易惊醒，遇事善惊，气短倦怠，小便清长。

妙招：取安神定志丸 10~15 克研末，用适量醋调成稠糊状，敷在神门穴上。

食积型失眠

症状：睡不着，辗转反侧，脘腹胀满，舌苔厚腻。

妙招：取保和丸 10~15 克研末，用适量陈醋调成稠糊状，敷中脘穴。

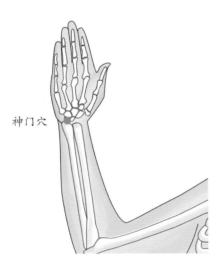

神门穴：在腕前区，腕掌侧远端横纹尺侧端，尺侧腕屈肌腱的桡侧缘。

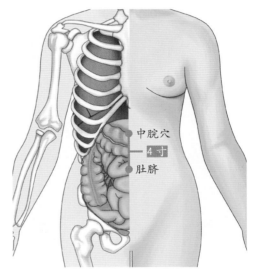

中脘穴：在上腹部，脐中上 4 寸，前正中线上。

怕冷型失眠

症状：小腹腰腿寒冷不适，怕冷，睡不踏实。

妙招：将 500 克艾绒和 100 克干姜粉混合，装入 100 厘米长、50 厘米宽的厚棉布袋内，均匀铺开，睡前敷在小腹上，以温暖小腹。艾绒药房有卖，干姜粉超市调料区有成品销售。

上火咽喉痛，用收火汤调理

有些女性患有慢性咽炎，常感觉咽喉发热，需要不时地清嗓子。用了清热解毒的药，当时似乎有些作用，但几天后又会复发。为何这个"火"总清不掉呢？究竟该怎样正确调理呢？

火分实火和虚火，调理方法不一样

中医认为，火分实火和虚火。一般情况下，如果是肝郁日久化火，这种火是实火。但如果肾阴虚，肾水不能滋养肝木，会导致阴虚化火。人体阴阳平衡，阴不足，阳相对就较多，所以阴虚就会表现出有火的症状，比如眼睛干涩、咽喉痛、五心烦热，同时还会烦躁失眠、潮热盗汗。这种火就是虚火。

虚火不能用苦寒的药物来清泻，而是要通过滋阴使体内阴阳平衡。

咽喉突发肿痛，可用收火汤滋阴

咽喉突然发生肿痛，多是肾精不足引起的（需找医生确诊）。中医认为，肾经的循行上挟咽喉，因此肾精亏虚一个最明显的反应就是咽喉出问题。调理这个问题可以用收火汤，这个方子用熟地和山茱萸肉滋补肾精，再用茯苓引火归元，从而达到滋阴补肾、引火归脏的目的。

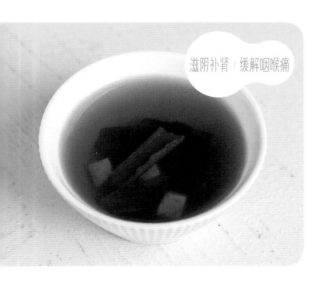

滋阴补肾／缓解咽喉痛

收火汤

材料 熟地 15 克，山茱萸肉、茯苓各 10 克，肉桂 5 克。

做法 上述药材用水洗净，放砂锅里，加适量清水，煎成一碗。

用法 放温服用，一般服用 1~2 剂即可。

温馨提示：孕妇忌服。

上火引起的口腔溃疡，可以喝三豆乌梅汤

口腔溃疡，中医也叫"口舌生疮"。口腔溃疡出现在口腔内部和舌头表面，不但令人难受，还容易引起各种感染。

调理口腔溃疡，滋阴敛火是第一步

中医认为，口腔溃疡的原因有内、外两种。外因主要是燥、火两邪伤及津液，导致口疮发作。内因主要是体内积热或阴虚火旺，上炎熏灼口舌，导致口舌生疮。所以，调理口腔溃疡，滋阴敛火是第一步。

黄豆、绿豆、黑豆，搭配乌梅，滋阴功效佳

改善上火引起的口腔溃疡，可以用"三豆乌梅汤"来调理，所需材料都是家里常见的食材。在这个方子中，黑豆补肾，收敛虚浮之火；黄豆补脾，能运化中气；绿豆清热，可以去除相火。乌梅与白糖，酸甘化阴，可生津止渴。

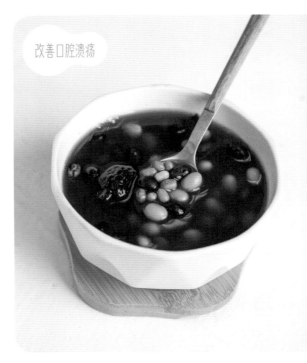

改善口腔溃疡

三豆乌梅汤

材料 黄豆、绿豆、黑豆各 100 克，乌梅 30 克。

调料 白糖 10 克。

做法

1 黄豆、绿豆、黑豆、乌梅清洗干净，浸泡 30 分钟。

2 将黄豆、绿豆、黑豆、乌梅、白糖放在砂锅里，加适量清水，熬煮 2 小时左右。

用法 放温后，将此汤当作饮料服用。

热极生风引起偏头痛，可按揉太冲穴

偏头痛一般与肝胆有关，可能在左边，也可能在右边。头部两侧是胆经循行的部位，肝胆互为表里，因此治疗偏头痛，可从肝入手。

偏头痛的罪魁祸首：多为肝火引动肝风

偏头痛多是"风"引发的，这个风不是自然界的风，而是身体里面的风，叫作肝风。中医认为"内风多从火出"，肝风多由肝火发展而来。正常情况下，肝风是微煦的春风，一旦肝火上炎引发肝风大动，冲上头部，就会头痛剧烈。

调理热极生风导致的偏头痛，要清热凉肝熄风，引肝火下行

有人形容偏头痛，就像一颗长长的铁钉直直地扎进自己的脑袋。调理热极生风导致的偏头痛，首先要清泻肝火，将肝火引下来，不要让它聚集在头部。如何引肝火下行呢？第一，可以敲打胆经，从上往下敲，疏通胆经的经络，让肝火下行。其次，按摩太冲穴。太冲穴是肝经的原穴，能够引火下行。按揉太冲穴3~5分钟，可缓解偏头痛，这就是所谓的头痛治脚。

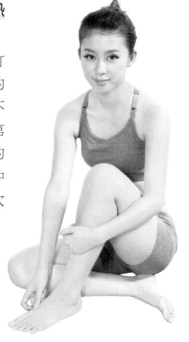

按揉太冲穴：可以引肝火下行，缓解偏头痛

一生气胃就难受？
既要泻肝火，又要养胃阴

许多女性一生气就容易犯胃病，出现胃痛、胃胀、便秘或者腹泻，有的还会出现呕逆，经常打嗝儿，严重时还会呕吐，这些都是胃气上逆的表现。在中医里，这叫"肝木横逆克脾土"，或"肝气犯胃"。

养胃平肝法，调理一生气就胃不适

清代名医叶天士认为，肝火大往往会伤及胃阴，导致脾胃出现问题。这种情况下应该怎么调理呢？如果用常规的疏肝理气，很容易伤及胃阴；而如果补中益胃，又恐造成壅逆胃滞。于是叶天士提出"平肝和胃法"，即在养胃阴的同时柔肝木，将二者结合起来。

疏肝养胃代茶方效果好

材料： 太子参 5 克，怀山药 10 克，生地 5 克，北沙参 6 克，麦冬 6 克，石斛 6 克，玉竹 6 克，香附 6 克，郁金 6 克，佛手 5 克，白芍 8 克，木瓜 5 克，甘草 5 克，粳米 10 克。

用法： 煮水，代茶饮用。

温馨提示： 孕妇忌用。

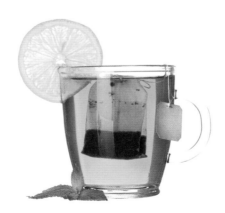

> **TIPS／疏肝养胃代茶方服用说明**
> 这个方子里用的都是性质平和的药，如果女性发现自己舌质发红，舌苔非常薄，甚至没有舌苔，舌头像镜面般光红，同时口干舌燥，容易饿，但是吃点东西就胃胀、胃痛，不敢吃硬的食物，喜欢吃凉润的食物，人越来越消瘦，这就是肝气犯胃。可以在医生的指导下用这个方子。

肝火犯胃，胃胀、胃痛，按摩三阴交、膻中、合谷效果好

肝气郁结，积热化火，很容易导致肝火犯胃，主要表现是胸胁疼痛、胃胀、胃痛、呕吐吞酸、口苦等。改善肝火犯胃引起的不适，穴位按摩有较好效果。

按揉三阴交

定位：三阴交是三条阴经交会处，位于小腿内侧，内踝尖直上 3 寸的位置，在胫骨后缘凹陷处。

方法：用拇指指腹按揉三阴交 5 分钟。

功效：经常按揉，可缓解胃部不适。

注意：孕妇禁用。

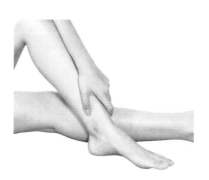

按揉膻中

定位：在胸部，前正中线上，两乳头连线的中点。

方法：用食指指腹按揉膻中穴 3~5 分钟。

功效：可以缓解肝火犯胃引起的胃胀、胃痛。

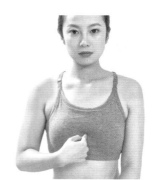

按揉合谷

定位：在手背，第 1、2 掌骨之间，约平第 2 掌骨桡侧中点处。

方法：拇指和食指并拢，掐按合谷穴 2~3 分钟。

功效：帮助肠胃蠕动，缓解胃痛。

注意：孕妇不宜使用。

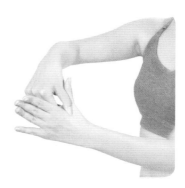

肝火犯肺会干咳，用猕猴桃银耳莲子羹

肝火炽盛可能会影响肺，这在中医里称作"肝火犯肺"，又叫"木火刑金"，是指肝气郁积，化火灼伤肺阴，或邪热蕴结肝胆，上犯于肺，使肺失清肃，而导致呼吸系统出现问题。肝火犯肺的主要症状有胸闷、胸痛、咳嗽气短、咯血、大便干结等。调理宜泻肝清肺。

"林妹妹"的病可能是肝火犯肺引起的

《红楼梦》中林黛玉有两个场景让人印象深刻：一是黛玉葬花，心有郁结，悲哀凄婉；一是黛玉咯血，话未说尽便香消玉殒。有医家研究分析，第一个场景表明，黛玉肝气不疏；第二个场景表明，黛玉因肝郁日久化火，进而伤肺攻心，病情不断发展，最终吐血而亡。这虽然是一家之言，但也有一定的道理。

猕猴桃、银耳、莲子搭配，调理肝火犯肺

猕猴桃性寒，味甘、酸，归胃、膀胱经，可以解热、止渴，对缓解肺热干咳有帮助；银耳性平，味甘，归肺、胃经，可以润肺化痰、养阴生津；莲子性平，味甘、涩，归脾、肾、心经，可补脾止泻、养心安神。三种食材一起搭配炖煮，可辅助调理肝火犯肺。

猕猴桃银耳莲子羹

材料 猕猴桃 250 克，干银耳、莲子各 10 克。

调料 冰糖适量。

做法

1 猕猴桃去皮，切丁；莲子洗净；干银耳用水泡发，去蒂，撕成小朵。

2 锅内放水，加入银耳，大火烧开，加入莲子，转中火熬煮 40 分钟。

3 加入冰糖、猕猴桃丁，拌匀即可。

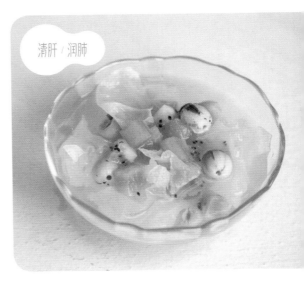

清肝 / 润肺

经常上火、失眠的女性，
试试猪脊骨红枣汤滋阴降火

　　粤菜馆里常见的靓汤——猪脊骨红枣汤，有滋阴降虚火的功效，对阴虚津伤导致的失眠也有一定效果。

广东人常喝的靓汤，是滋阴降火的良药

　　猪脊骨红枣汤的主要材料有：猪脊骨、生地黄、熟地黄、红枣、桂圆肉等。其中，猪脊骨可以补益肾精，生地黄可以滋阴清热，熟地黄可以补益肝肾、补血养阴，红枣可以补养脾胃、养心安神，桂圆肉养血安神。将这些材料一起炖煮成汤，滋阴降火、生津的功效更好。这道靓汤很适合肾精不足和阴虚火旺的女性，尤其是在春天，如果感觉自己燥热、心烦，或皮肤出现各种问题，可以煲此汤饮用，对身体很有益处。

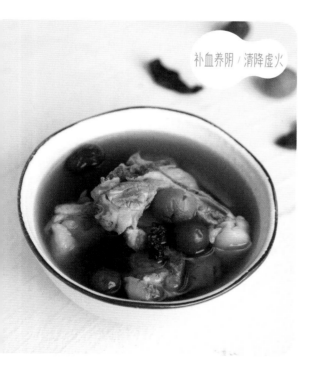

补血养阴 / 清降虚火

猪脊骨红枣汤

材料　猪脊骨 500 克，生地黄 20 克，熟地黄 30 克，红枣 3 枚，桂圆肉 10 克。

调料　生姜 5 克，盐少许。

做法

1　先将生姜去皮切片，将切下的生姜皮和猪脊骨放开水中焯煮，捞出。生姜皮扔掉。

2　将熟地黄和生地黄先煲半小时，然后放入猪脊骨、生姜片、红枣一起煲 1 小时左右。

3　关火之前 10 分钟左右放入桂圆肉，加入少许盐调味即可。

春天清肝火，不妨吃点马齿苋

春天是万物生发的季节，这时候肝气也随之升发，所以特别容易出现肝火旺盛的情况。这时候可以用一些时令蔬菜来清肝火，比如新鲜的马齿苋。

春天随处可见的马齿苋，是清肝火的良药

春天，田间地头有很多马齿苋，可真正知道它作用的人却不多。马齿苋肥厚多汁，为药食两用的植物，采上一把（市场上也有售卖）马齿苋拌凉菜吃，既可以清肝火，又可以清热解毒。因此马齿苋别名叫"长寿菜"。

马齿苋的健康吃法及食用须知

马齿苋的吃法有多种，可以凉拌，可以清炒，还可以煮粥。需要注意的是，有两种人要避免吃马齿苋：（1）腹部受寒引起腹泻的人。（2）马齿苋性寒凉，含有利肠滑胎的成分，食用后可促使子宫收缩，容易引起流产，因此孕妇忌用。

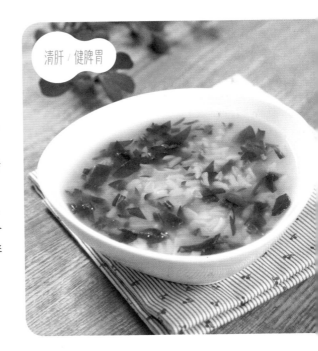

清肝／健脾胃

马齿苋粥

材料　鲜马齿苋100克，大米50克。
做法
1　鲜马齿苋去杂质，洗净，切碎后盛入碗中。
2　大米洗净，放入砂锅中加适量水，大火煮沸后，改用小火煨煮30分钟，加入切碎的鲜马齿苋，搅拌均匀，继续煨煮至大米软烂即可。

调理目赤肿痛，决明子泡茶效果佳

清理肝火有许多药膳和食疗方，但是不同的药所侧重的功能也不一样。如果有目赤肿痛、眼睛昏暗不明、易流泪等症状，用决明子比较好。

决明子既可以清热明目，又能润肠通便

《药性论》里说决明子"利五脏，除肝家热"，它的主要功效是清热明目、润肠通便，因为它归肝经、大肠经。一般来说，对于肝火上扰导致的目赤肿痛，决明子有很好的调理作用。日常用眼过度，如果感觉眼花眼胀、视物模糊，还有头晕症状，可以泡点决明子水喝。决明子的食疗方法有很多，可以做粥，也可以和山楂一起泡水，还可以跟枸杞子和菊花一起泡水，等等。

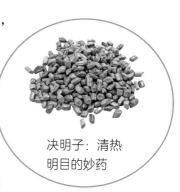

决明子：清热明目的妙药

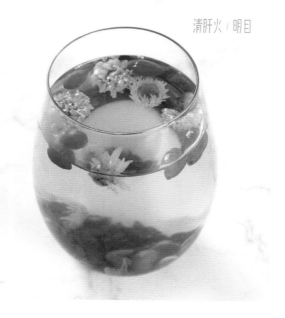

清肝火 / 明目

杞菊决明子茶

材料 枸杞子 10 克，菊花 3 朵，决明子 15 克。

调料 蜂蜜适量。

做法

1 枸杞子、菊花、决明子洗净备用。

2 所有食材放入杯中，加入沸水，加盖闷 8 分钟，待茶水温热后调入蜂蜜即可。

用法 每周 2～3 次，代茶饮用。

温馨提示： 决明子清肝火的作用虽好，但不能长时间服用，饮用量也不要太大。否则可能导致脾胃虚寒，损伤身体的正气。

菊花绿豆粥，清肝火还能降血压

肝阳上亢是怎么回事

肝阳上亢是中医常见的临床证型，病因主要是肝肾阴血不足，阴不制阳，再加上情志等其他原因，导致肝阳上亢。肝阳上亢的症状是头晕、耳鸣，或者是头疼、视物昏花，同时还有口苦、口干，患者常常急躁易怒，严重时还会引发高血压甚至脑卒中。调控肝阳上亢引发的高血压，以平抑肝阳为主要方法。

绿豆搭配菊花，平肝降血压

日常调理肝阳上亢引起的高血压，可以用到一款食疗方——菊花绿豆粥。绿豆富含蛋白质、膳食纤维及多种维生素和矿物质，可清热解毒、降血脂；菊花有平肝明目、清热解毒的功效。二者搭配煮粥，可以辅助调控血压。

菊花绿豆粥

材料 小米 80 克，绿豆 50 克，菊花 10 克。

调料 冰糖适量。

做法

1 绿豆洗净；小米淘洗干净；菊花用清水洗去浮尘备用。

2 锅置火上，倒入适量清水大火煮沸，放入菊花煮 5 分钟，过滤取菊花汁，加入绿豆再次煮沸后，加入小米，大火煮 10 分钟后，改用小火煮 30 分钟至黏稠，加冰糖调味即可。

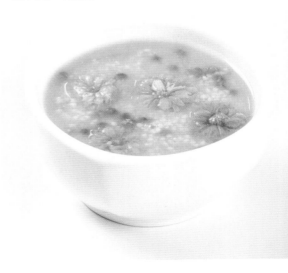

清肝明目 / 调控血压

每天按揉百会、神庭，改善高血压引起的头晕、头痛

　　中医认为，头为精明之府，汇集十二经的气血，是全身的主宰。日常对头部的百会、神庭穴进行按摩，可以清热降火、平抑肝阳，缓解头晕、头痛。现代医学表明，对这两个穴位进行按摩能调节微血管的舒缩作用，对预防和缓解高血压引起的头痛有一定作用。

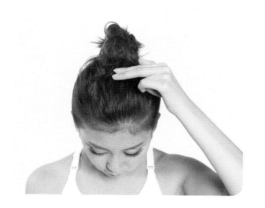

按揉百会穴，开窍醒脑

　　定位：在头顶两耳尖连线与头正中线相交处。

　　方法：手指紧贴百会穴呈顺时针旋转，每次做 36 圈。

　　功效：百会穴位于头顶部正中央，是人体众多经脉汇聚的地方，是头部保健的重要穴位，常常按揉有开窍醒脑的功效。

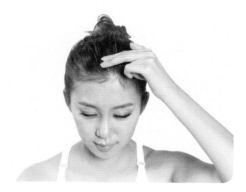

按揉神庭穴，安神醒脑止眩晕

　　定位：头部正中线，前发际线正中直上 0.5 寸。

　　方法：食中二指并拢，以较强的力度点按神庭穴 10 下，再顺时针揉动 20 圈、逆时针揉动 20 圈。

　　功效：神庭穴有清热散风、镇静安神的功效，经常按摩可宁心安神，有助于调理失眠、眩晕、记忆力减退等。

肝郁化火导致耳鸣，
可用栀子清肝散加减泡脚方

我们的健康与情绪密切相关。很多女性朋友出现耳鸣，除了正气不足，还有可能是肝郁化火所致。

肝郁化火导致的耳鸣，有哪些特点

肝郁化火导致的耳鸣声高亢如雷鸣，经常阵发性爆发。有时可以忍受，有时难以忍受。这类耳鸣通常在因某件事情感到生气，出现肝气不疏时爆发。

除了上述症状外，这类患者还或多或少会出现其他症状，如头痛头胀、头昏眩晕、口苦、口干、面红耳赤、心情急躁、失眠多梦、尿黄或者大便干燥，舌质红或者舌尖边红，脉弦、硬、有力。

这类患者可以用栀子清肝散加减方泡脚来调理。这个方子由柴胡、炒栀子、丹皮、香附、当归、川芎、白芍、茯苓、郁金、远志几味中药组成。其中，栀子、牡丹皮清肝泻火；柴胡、香附疏肝解郁；当归、白芍、川芎补肝血，养阴柔肝；郁金、远志、茯苓宁心安神，可以促进睡眠。

栀子清肝散加减泡脚方：清肝火，缓解耳鸣

材料：柴胡、炒栀子、丹皮、香附、当归、川芎、郁金、远志各6克，白芍9克，茯苓15克。

做法：将上述药物清洗干净，放在盛有清水的砂锅里，熬煮1小时左右。

用法：药汁加入温水泡脚，每天最好泡2次，每次泡20分钟左右，水淹过脚踝即可。

温馨提示：孕妇忌用。

杨大夫 ▶ 直播间

答疑女性朋友最关心的健康问题

Q 碰到不开心的事情，如何做才不会大动肝火？

A 人生中难免会有各种不如意的事情，我们要通过合理的方式排解不良情绪，尽可能平和地去面对不开心的事，保持好心情。

Q 经常熬夜，会不会导致肝火旺？

A 经常熬夜最容易损伤肝阴、鼓动肝火，每晚 11 点之前入睡，保证充足的睡眠，就可以避免阴虚导致的肝火旺。

Q 出现了肝火过旺的症状，饮食中有哪些方面需要注意？

A 如果已经出现肝火旺的症状，首先要改掉那些容易滋生肝火的饮食习惯，比如，爱食肥甘厚腻、高热量食物。要多吃新鲜的蔬果，饮食清淡。

Q 为什么春天最容易肝火旺，该怎样预防？

A 中医认为，春天是肝木升发的季节，容易生肝火。因此在春季可以用一些清肝火的食疗方，比如菊花茶、薄荷茶、柠檬水等。

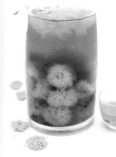

菊花茶，清肝火、明目效果佳

Q 如果脸上长了火疖子，挤掉是不是就把火泻出来了？

A 疖子是火邪结聚于局部的表现，火邪的来源不同，调理方法就不同，需要针对具体患者实行个体化调理方案。把疖子挤掉不仅不能泻火，还会留下瘢痕，更严重的还可能会造成感染，不可取。

PART

4

养血补血，痘少、斑少、气色好

肝血充足，女人貌美如花、气色动人

生活中，经常可以看到一些女性面色苍白无光泽，整个人显得憔悴没精神，即使每天使用高档化妆品，也难以改善，晚上还经常失眠多梦，睡眠质量不佳。这都是血虚的表现，若长期不注意调理，许多疾病就会趁虚而入，威胁健康。

人体内气血是否充盈，决定面容肌肤的状态

中医认为，女子以血为本。人体内在气血充盈与否，决定了面容肌肤的状态，如果体内气血亏虚，就会面色苍白、憔悴、皱纹增多，加速衰老。只有气血充足，皮肤才会红润、有光泽。因此，女性要想保持皮肤状态好，养血很关键。

养血首先要养肝

在这个时时刻刻不离开智能手机、经常消耗脑力，以及熬夜成为常态的时代，几乎人人都需要养肝血。血盈则强，血亏则衰，肝血虚的人，气色不可能好。

血虚症状不明显，可通过食疗来调养

如果血虚症状比较轻，平时可适当多吃一些补血的食物，如红枣、红豆、猪血、乌鸡等。如果血虚症状严重，甚至引起疾病，就要在医生的指导下进行调理。

女性养血，要保持健康的生活方式

日常生活中尽量不熬夜、不抽烟、不喝酒、不过度劳累，保持良好的心态、多参加体育活动等，都对血虚的调养很有帮助。

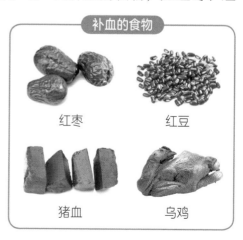

补血的食物

红枣　　　　红豆

猪血　　　　乌鸡

你熬的不是夜，是肝血

近年来，很多人都出现眼干眼痒、视物模糊等症状，大多是因为经常熬夜导致肝血亏虚。

为什么会出现肝血不足

《黄帝内经》告诉我们"肝受血而能视""肝气通于目，肝和则目能辨五色矣"。意思是说，眼睛需要得到肝血的濡养，才能发挥其正常的功能。"人卧血归于肝"，晚上按时睡觉，肝才能得到血的滋养。如果经常熬夜，会暗耗肝血。

除了熬夜，劳心费神或过度用脑、用眼都会消耗肝血。如果夜晚不能让肝得到应有的修复和滋养，白天又劳神费力，就很容易出现肝血不足。

女性肝血不足的主要症状有哪些

肝血不足的主要症状有：眼睛感觉特别干涩，看物体时模糊不清；晚上睡觉不踏实，经常做梦；时常觉得很烦躁，总是忍不住想发火，在月经前尤其突出；面色暗沉，还容易脱发。

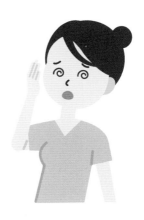

肝血不足而无力充盈冲任二脉，还会导致月经量少、颜色变浅。另外，"爪为筋之余"，肝血不足不能荣养筋，指甲就会变薄、变脆。

以上症状都说明身体肝血亏虚，需要引起重视。

补肝血，首先从改善睡眠习惯做起

肝血亏虚如果不太严重，可以通过药膳和食疗方来调理。但在调理之前，首先要改掉那些耗伤肝血的不良习惯。晚上不要熬夜，尤其不要熬夜做脑力工作，否则非常容易消耗肝血和肾精。充足的睡眠是肝血充足的保证。

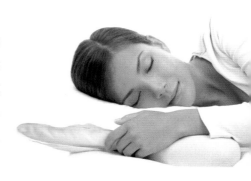

晚上 10 点左右，就应该上床睡觉

最好在亥时，即晚上 9～10 点就上床睡觉，即便睡不着人也应该平静下来，不要看电脑和手机。如果实在做不到，最晚也不要超过 11 点睡觉。除了早睡，每天还要保证至少 7 小时的睡眠。

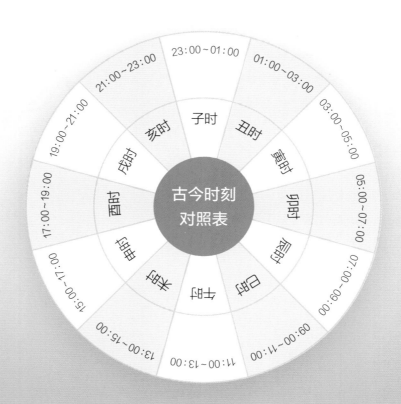

女性补血的黄金周——月经结束后的7天

月经结束后的前7天，即生理周期第7~14天是补血的最佳时期，想要补血护肤就一定要好好把握这7天的黄金时间。

多吃一些补血食材

在这7天里可以多吃一些补血食物，如红豆、红糖、红枣、桂圆、桑葚、葡萄、小米、木耳、牛肉、乌鸡等。这些食材互相搭配可做成补血膳食，比如木耳红枣粥、红枣桂圆粥、山药乌鸡汤等。饮食搭配种类广泛，形式多样，可时常变换品种。在烹调食物时要精工细作，以软烂易消化为主。食用时最好少吃多餐，不要过饱或过饥。

乌鸡、山药、枸杞子，补养气血效果好

中医认为，乌鸡可以补肝养血，山药健脾补肾，枸杞子补养肝肾。三者合在一起煮汤，补养气血的效果好。

山药乌鸡汤

材料 乌鸡1只，山药100克，枸杞子10克。

调料 盐3克，葱段、姜片各适量。

做法

1 山药去皮洗净，切片；乌鸡宰杀去内脏洗净，焯烫后捞出，冲洗干净；枸杞子泡洗干净。

2 煲锅内加适量清水煮沸，放入乌鸡、姜片、葱段，大火煮开后改小火煲约1小时，加山药煮20分钟，加枸杞子继续煲10分钟，加盐调味即可。

补肝养血

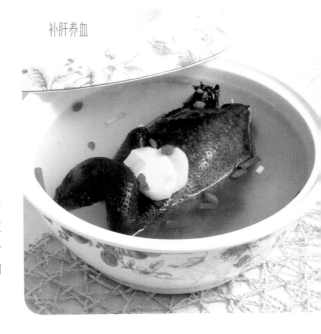

这些水果是养肝补血的好帮手

日常一些普通水果，都是养肝补血的好帮手。在生活中适当多吃一些，可以辅助养肝补血。

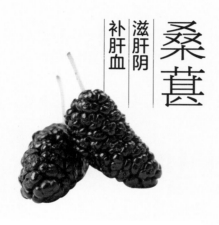

桑葚
滋肝阴 补肝血

桑葚酸甜可口，营养也很丰富。中医认为，桑葚性寒，味甘、酸，归肝、肾经，可以补血生津，滋阴润燥，主治肝肾阴亏、血虚便秘、须发早白等。营养学认为，桑葚所含的花青素苷有促进造血细胞生长、改善造血功能的作用。

需要注意的是，桑葚虽好，但性寒，脾胃虚寒常见便溏腹泻者应慎食。

补肝血小妙招

桑葚 50 克，去杂洗净，放锅内，加水适量，煮沸 1 小时，滤渣，加蜂蜜即可饮用。

中医认为，酸味食物养肝，"肝开窍于目"，熬夜用眼较多的人，可以多吃一些葡萄。

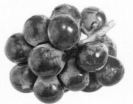

葡萄
滋阴润燥

补肝血小妙招

可取葡萄汁与甘蔗汁各一杯混匀，慢慢咽下，一日数次。

桑葚葡萄乌梅汁

材料 桑葚、葡萄各 100 克，乌梅 50 克。

调料 蜂蜜适量。

做法

1 桑葚洗净；葡萄洗净，切成两半，去子；乌梅洗净，去核，切碎。

2 将上述食材放入榨汁机中，加入适量饮用水搅打均匀，加入蜂蜜调匀即可。

（烹饪妙招）

深色水果的表皮中含有更多营养成分，食用时最好将水果完全清洗干净，连皮一起吃。

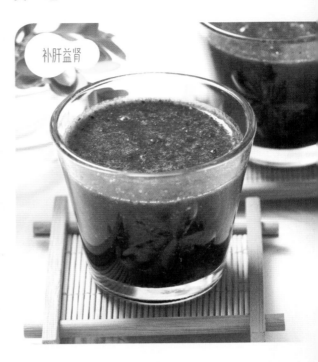

补肝益肾

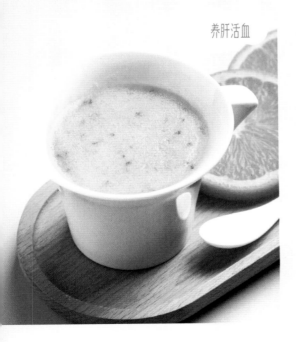

养肝活血

葡萄橙汁

材料 葡萄 50 克，橙子 150 克。

调料 蜂蜜适量。

做法

1 葡萄洗净，切丁；橙子去皮除子，切丁。

2 将备好的食材放入果汁机中，加适量饮用水搅打成果汁，打好后加入蜂蜜调匀即可。

（烹饪妙招）

建议过滤掉部分果渣，口感会更好。

补血最常用的药并不是阿胶

提到补血的良药，许多女性朋友都不约而同地想到阿胶。其实，还有一味更常用的补血良药，就是当归。

月经不调，就用当归

当归最大的妙用是调理月经，但不是所有月经不调都适用，只适用于血瘀、血虚型的月经不调。

让人面若桃花的美容药

很多女性因气血运化失调导致皮肤失去濡养而长斑，这时使用当归就可以调养气血，从而达到祛斑的目的。

冬日里的暖阳

心主血脉，血虚导致心脏功能减弱，无法把血输送到四肢末梢，就会手脚冰凉。当然，并不是所有的手脚冰凉都由血虚引起，有的人是因为肝气郁结，也有的人是因为阳气不足。当归有补血的作用，可用于因血虚引起的手脚冰凉。张仲景有名的方子当归四逆汤，就是以当归为主药，治疗血虚寒厥证。

让女人拥有乌黑的秀发

中医认为发为血之余，当一个人气血充足，才会有浓密的头发。如果气血不足，头发就会干枯、变白甚至脱发。许多女性的脱发其实不是因为肾虚，而是血虚，比如产后脱发、秋季脱发，都能用当归进行调理。

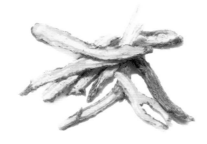

当归：性温，味甘、辛，归肝、心、脾经，可补血调经、活血止痛

当归大米粥

材料　大米 50 克，当归 15 克，干红枣 20 克。

调料　白糖 5 克。

做法

1　当归用温水浸泡片刻；大米洗净，浸泡 30 分钟；干红枣洗净，用温水泡发。

2　锅置于火上，放入当归和清水，中火煮沸后转小火熬煮 30 分钟，去渣取汁，加大米、红枣和适量清水，煮至米烂粥稠，加白糖即可。

烹饪妙招

干红枣在煮制之前去核，食用的时候更方便。

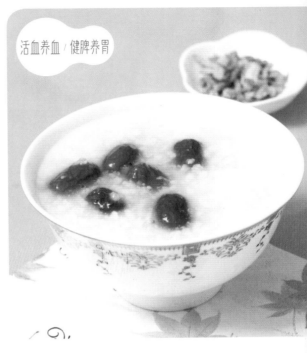

活血养血 / 健脾养胃

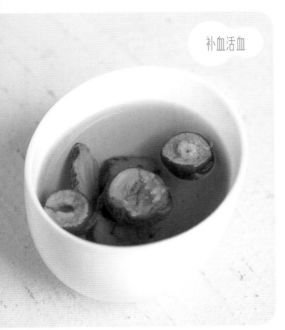

补血活血

红枣山楂当归茶

材料　山楂 10 克，红枣 5 枚，当归 5 克。

调料　白糖 5 克。

做法

1　将山楂去核，洗净，切片；红枣洗净去核切片；当归洗净，切段。

2　将山楂、红枣、当归、白糖放入炖锅内，加水 250 毫升，大火烧沸，转小火煮 15 分钟即可。

烹饪妙招

山楂选用干的或鲜的都可以。

五红汤，好喝的补血汤

很多人不愿意喝中药的原因是中药味道苦，难以下咽，不容易坚持服用。那么，有没有好喝又补血的药膳呢？有，就是五红汤。

五种普通食材搭配，却是补血的良药

五红汤主要由五种食材组成：红枣、红豆、红皮花生、红糖、枸杞子。五红汤之所以能够补血，理论依据是五色入五脏，黄入脾、白入肺、黑入肾、青入肝、红入心。心主血脉，只有心脏健康，周身的血脉才会通畅。这五种红色食物能够补充心脏的阴血，就好比给汽车加油一样。

常言道，"一日三枣，红颜不老"。红枣补脾又养心，最适合心脾两虚的人食用。医圣张仲景就格外喜欢用红枣。红豆有利水消肿的功效。花生味道甘淡，有一股淡淡的清香，红皮花生色红，入心，多吃有助于补血。枸杞子可以滋补肝肾之阴，红糖也是很好的养血食材。

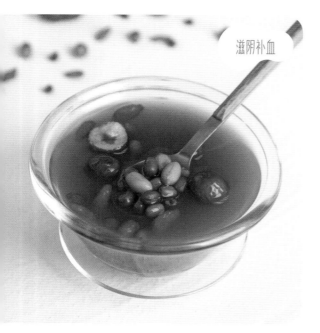

滋阴补血

五红汤

材料 红枣 10 克，红豆 30 克，红皮花生 20 克，红糖 5 克，枸杞子 15 克。

做法

1 红枣去核，洗净；红豆洗净，充分浸泡；红皮花生、枸杞子洗净备用。

2 砂锅中添 2000 毫升水，置于火上，将红枣、红豆、红皮花生、红糖、枸杞子一起放入锅中，大火煮沸后，再用小火煨 30 分钟即可。

芪参炖乌鸡，从源头养肝血

给大家推荐一道药膳，肝血虚的女性可用于日常食疗——芪参炖乌鸡。

黄芪+党参+桂圆，气血双补

芪参炖乌鸡的主要材料有黄芪、党参、桂圆肉、枸杞子、乌鸡。黄芪和党参都是常用的补气药，能补中益气；桂圆肉有补血养气、安心宁神的作用，对于女性因肝血不足引起的失眠有调理作用；枸杞子可以补肝肾、滋肝阴。

乌鸡，可从源头上补肝血

乌鸡是肝肾同补、补血活血的"黑心宝贝"，同仁堂的补血名方"乌鸡白凤丸"就是用乌鸡作为原料。在中医理论中，肝属木、肾属水，按照五行相生相克的关系，水生木，所以肾为肝之母，肾精是肝血的源头。因此想要补肝血，可以从补肾精入手，肾精充足了，肝血的化生之源也就充足了。

芪参炖乌鸡

材料 乌鸡1只，黄芪10克，党参5克，枸杞子、桂圆肉各适量。

调料 姜片、盐各适量。

做法

1 将乌鸡治净，切块，用沸水略烫一下；黄芪、党参洗净。

2 锅中放入鸡块、黄芪、党参、姜片、枸杞子、桂圆肉，再加适量清水，炖2小时，用盐调味即可。

用法 可午间佐餐食用。

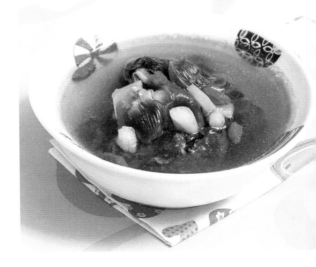

补养肝血／健脾养肾

菠菜猪肝汤，养肝明目作用好

中医认为，目为肝之窍，肝脏所藏的精微物质持续输送至目，使目受到滋养，维持视觉功能。因此，要想明目需先养肝。菠菜猪肝汤是一道家常菜，有补肝、养血、明目的功效。

为什么猪肝可以养肝明目

从现代营养学角度，猪肝富含维生素 A，而维生素 A 的主要作用是维持视网膜的正常功能，如果缺乏维生素 A 就容易得干眼症、夜盲症。明代的医书《医学入门》里，记载有猪肝羹这样的食疗方，主要用于调治肝虚、远视无力等症。具体做法是把猪肝切好，特别注意要去除上面的筋膜，然后跟葱白、鸡蛋一起做成羹。总体来说，古代医家对于猪肝养肝血、明目等功效是比较认可的。至于菠菜，因其富含铁和维生素 C，也是常用的补血食材，所以二者一起做成菠菜猪肝汤，能起到一定的补养肝血的作用。

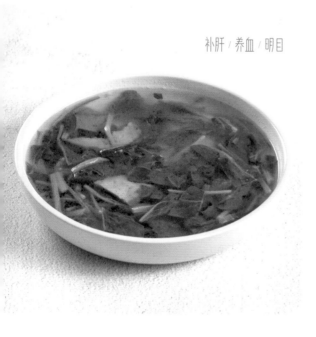

补肝 / 养血 / 明目

菠菜猪肝汤

材料　新鲜猪肝、菠菜各 250 克。
调料　姜片、盐、白醋各适量。
做法
1 将猪肝冲洗干净，放在水里浸泡 30 分钟，然后放在开水里焯烫一下。
2 将烫好的猪肝切成片，用姜片腌一下，再用白醋浸泡一下，去除腥味；菠菜洗净，切段。
3 锅中重新加水烧开，放入猪肝片，熟后再加入菠菜段，水再开后加点盐调味即可。

坐月子补血，适合自己的才是最好的

产后女性最容易血亏，所以吃对补血的食物很重要。有人说坐月子吃鸡蛋好，有人说喝小米粥好，还有人说喝鸡汤更有营养。究竟吃哪种食物最好呢？中医认为，每个人的体质是不同的，坐月子要根据自己的体质和身体具体状况来进补。

小米为肾之谷，红糖可活血补肝

李时珍《本草纲目》记载："粟之味咸淡，气寒下渗，肾之谷也，肾病宜食之……降胃火，故脾胃之病宜食之。"意思是说肾及脾胃不佳者都能吃小米。小米味甘咸，有和胃温中、清热解渴、健胃、除湿、安眠等功效，血虚内热者和脾胃虚弱者都适合食用。产后女性气血虚弱，脾胃为气血生化之源，这时喝一些小米红枣粥、小米红豆粥、小米红糖粥等，不仅可以补养脾胃，还有益于补养气血。红糖性温，味甘，可以帮助补充能量，是女性产后温补的佳品。

滋阴养血

鸡蛋红糖小米粥

材料　小米 100 克，鸡蛋 2 个，红糖适量。

做法

1　小米清洗干净，鸡蛋打散。

2　锅中加适量清水烧开，加小米大火煮沸，转小火熬煮，待粥烂时加鸡蛋液搅匀，待鸡蛋液煮熟后加红糖搅拌均匀即可。

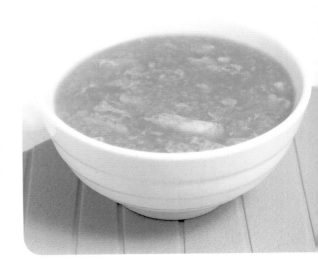

女贞芝麻瘦肉汤，令头发乌黑亮丽

中医认为"发为血之余""肾之华在发"，因此头发变白多与肝血虚、肾亏有关。女人才过30岁就有白发多因气血失调、发失所养，或禀赋素弱、肝肾虚衰。

肝血充足，头发自然乌黑发亮

俗话说"药补不如食补"，头发早白者可以取药食两用的材料做成药膳进行调理。

中医理论认为，"发为血之余"，精血充盈头发自然乌黑发亮。女贞子可以滋补肝肾，临床上常用于肝肾阴虚引起的须发早白。黑芝麻可补肝肾、益精血、润肠澡。猪瘦肉健脾滋润，以之为汤，味道鲜美。三者共同煮汤，可滋肾益精、黑发养颜，是降脂健脾、黑发防脱之佳品。

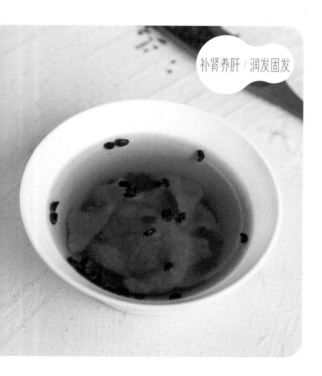

补肾养肝 / 润发固发

女贞芝麻瘦肉汤

材料 女贞子40克，黑芝麻30克，猪瘦肉60克。

调料 盐适量。

做法

1 猪瘦肉洗净，切片；女贞子、黑芝麻洗净。

2 把全部食材放入锅内，加清水适量，大火煮沸后，小火煲1小时，加盐调味即可。

用这个千古名方，还你一张红润的脸

"四物汤"是中医补血、养血、调经的基本方，临床应用已有千年历史，在《仙授理伤续断秘方》《太平惠民和剂局方》等古代医学典籍中均有记载。四物汤有"妇科圣方"之盛誉，是女人补血养颜的良方，可以改善脸色萎黄，使皮肤红润有光泽。

四物汤，呵护女性面部很周到

四物汤由当归、熟地黄、白芍、川芎配伍而成，当归补血调经、活血止痛，并能泽颜润肤；熟地黄能补血滋阴，调理脸色萎黄、腰膝酸软、月经不调；白芍可养血调经、柔肝止痛；川芎能活血行气。四物共煎汤服用，最适宜血虚及血行艰难之证。女性朋友常喝此汤，可气血通畅、手脚不冷、面色红润、肌肤白嫩，发质也会变得润泽。

四物汤

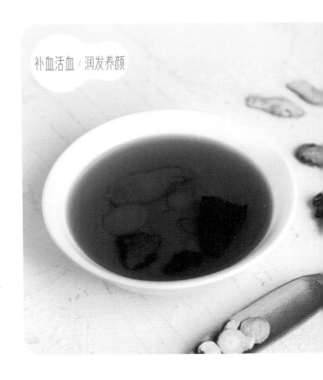

补血活血／润发养颜

材料 熟地黄、白芍各 12 克，当归 10 克，川芎 8 克。

做法

1 把四味药洗净后在凉水里浸泡 30 分钟以上，把药物泡软。

2 泡好后连同泡药的水放到锅里，再加适量清水，先用大火烧开，再用小火慢炖 30 分钟。

用法 每周服用 2~3 次。

温馨提示：如果觉得口感不好，服用时可以添加适量蜂蜜。

皱纹悄悄爬上脸，喝玫瑰红枣枸杞子茶

很多女性朋友的皮肤干燥、易长皱纹，即便涂抹各种保湿水、乳液、润肤霜，皱纹还是有增无减，脱皮的现象也时有发生。要解决这个问题，除了选择适合自己的护肤品之外，还可以喝玫瑰红枣枸杞子茶，帮助对抗皮肤干燥、肤色差。

由内而外调养，效果胜于护肤品

玫瑰红枣枸杞子茶由玫瑰、红枣、枸杞子组成。玫瑰有疏肝理气的作用，可以调理体内气血，使之正常运行；现代研究发现，红枣含维生素 C 和糖类。枸杞子具有滋补肝肾、益精明目的功效，对于肝肾虚损引起的皮肤萎黄有改善作用，还能增强免疫功能，有抗氧化、抗衰老等功效。

需要提醒大家，红枣、枸杞子都属于甘甜滋润之物，中医认为"甘助湿"，因此脾胃有湿者以及因脾胃虚弱导致消化不良、腹泻者，不宜多吃枸杞子、红枣，否则其滋补之性会阻碍脾胃运化功能。

养颜润肤

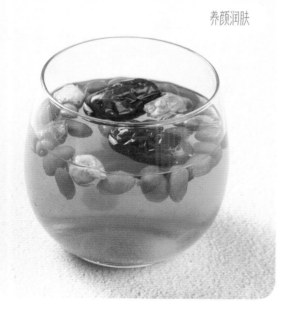

玫瑰红枣枸杞子茶

材料 玫瑰花 5 克，红枣 2 枚，枸杞子 10 克。

调料 蜂蜜适量。

做法

1 将红枣、枸杞子用清水洗净。
2 将玫瑰花、红枣、枸杞子一起放入杯中，加适量沸水，盖上盖子闷约 5 分钟，待水变温后，调入蜂蜜即可。

花生猪蹄汤，抗皱除皱的妙方

说到抗皱、除皱，许多女性第一时间会想到胶原蛋白，胶原蛋白这个词在美容行业已经家喻户晓了。有的女性到美容院注射胶原蛋白来除皱，常常会反弹，需要反复注射。运用中医食疗的思路改善皱纹，即通过食物补养，将身体调到一个气血充盈、阴阳平衡的状态，从而达到抗皱、除皱的目的。

猪蹄加花生，美容护肤好伴侣

中医认为，猪蹄性平，味甘、咸，归胃经，有和血脉、润肌肤的作用。营养学认为，猪蹄含有较多的胶原蛋白和弹性蛋白，有助于增强皮肤弹性。花生被称为"长寿果"，中医认为，吃花生有助于补血，能延缓人体衰老，营养学认为，花生富含的维生素 E 能缓解皱纹、斑点的出现。

花生猪蹄汤

材料　净猪蹄 500 克，花生米 50 克，枸杞子 5 克。

调料　盐 3 克，料酒、葱段、姜片各适量。

做法

1 猪蹄洗净，剁块，焯水；花生米泡水 30 分钟。

2 锅中加清水，放入猪蹄块及料酒、葱段、姜片，大火煮沸，改小火炖 1 小时，放入花生米再煮 1 小时，加枸杞子煮 10 分钟，放盐调味即可。

用法　佐餐食用，每周食用 2 次。

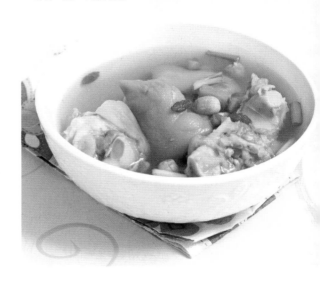

补养气血 / 美肤除皱

木耳猪肝汤，黑眼圈不在了

黑眼圈和痘痘、色斑是女性常出现的皮肤问题，化妆品只能掩盖黑眼圈，如果要彻底去除，还要通过内在调理。

活血养肝化瘀，从根本上调理黑眼圈

现在很多人晚上熬夜，用手机刷短视频、打游戏、刷朋友圈，不按时作息，不吃早饭和午饭。长此以往，不仅皮肤变差，还会出现黑眼圈。因为熬夜会导致气血不通、肝血瘀滞，在眼部周围造成色素沉积。出现这种情况，除了要改变不良生活习惯、避免熬夜以外，还可以用活血养肝的食疗方进行调理，比如木耳猪肝汤，就可以预防肝肾亏虚引起的黑眼圈。

活血化瘀 / 改善黑眼圈

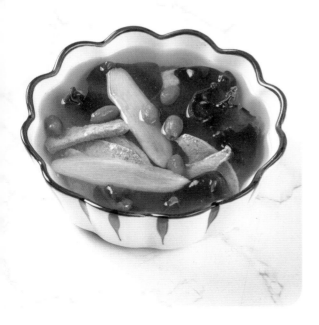

木耳猪肝汤

材料 干木耳 5 克，猪肝 30 克，枸杞子 10 克。

调料 生姜（去皮）2 片，盐适量。

做法

1 干木耳用清水泡发，洗净；猪肝、枸杞子、生姜洗净，猪肝切片。

2 锅中加入适量清水，用大火烧至沸腾，然后放入木耳、生姜和枸杞子，用小火煲 1 小时左右，再加入猪肝，待猪肝熟透，加盐调味即可。

喝碗桃桂姜枣汤，润肤又消斑

中医典籍《黄帝内经》中记载女人"五七，阳明脉衰，面始焦，发始堕"，意思是女人到 35 岁以后，面色开始暗淡，头发开始脱落。不少女性过了 35 岁，脸上开始出现各种斑，影响美观。对于面部斑点的调理，中医有独到的方法，可以从内到外改善。

解决脸上的瘀斑——活血化瘀

身体某个地方气血不通畅，反映在脸上就会出现黑色的斑点，黑色一般代表有瘀血，因此要从瘀血的角度进行调理。活血化瘀可以用桃仁和红花这一对组合。桃仁与红花都是活血化瘀的高手，且活血化瘀的同时不伤正气。

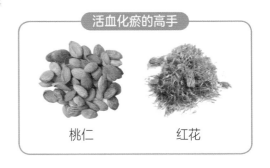

活血化瘀的高手

桃仁　　红花

解决脸上的暗沉——补血

血虚的女人要么脸色苍白，要么颜色晦暗，要想拥有白里透红好气色，必须有充足的气血。否则，用再高级的化妆品也没有用。解决因血虚导致的面色暗沉需要补血。可以用当归、熟地、白芍、川芎来让气血充盈。

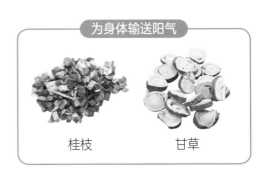

为身体输送阳气

桂枝　　甘草

血补足了，还需要借助阳气的动力运化至全身，桂枝和甘草可以为身体提供阳气，温暖全身，使血上荣于面，气色更好。

搞定脸上的黄斑——补脾胃

脾胃两条经络循行经过面部，如果脾胃虚弱就会脸色萎黄，下一步就要长斑。脾胃是气血生化之源，要想有足够的气血一定要调补脾胃，日常可用生姜、炙甘草、红枣健脾补脾。

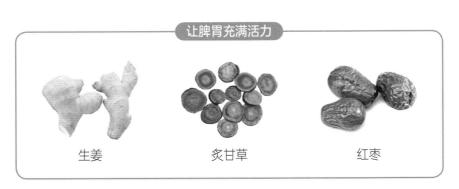

让脾胃充满活力

生姜　　　　　　炙甘草　　　　　　红枣

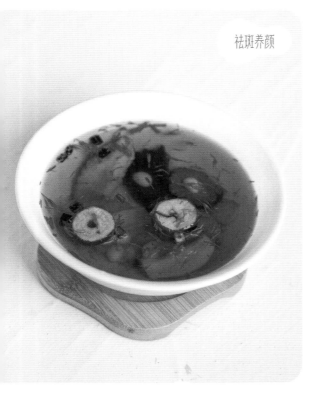

祛斑养颜

桃桂姜枣汤

材料 桃仁8克，红花5克，熟地、川芎、生姜各10克，当归、桂枝、炙甘草各15克，白芍12克，红枣（去核）20克。

做法

1 将上述药物清洗干净，备用。

2 砂锅置火上，放适量清水，将所有药物放入砂锅中，大火煮开后转小火煮30～40分钟。

用法 每周服用2～3次。

温馨提示：剩下的药渣可以用来泡脚，效果也很好。

点按血海，祛斑有奇效

如果女性脾虚，气血化生不足，就会影响肝藏血的功能，出现头晕目眩等症状，可以通过血海穴来调理。

血海穴，让女性气血充沛

如果有月经不调，不管是月经量过少还是过多、提前或者延后，以及痛经、崩漏等，都可以用血海穴来调理。

脸上容易长斑，每天上午按摩血海穴

如果脸上容易长斑，可以在脾经当令的时候，也就是每天上午的9点到11点按揉血海穴，能够很好地清除瘀血、化生气血，不仅能使皮肤变得红润细腻有光泽，还有淡斑的功效。

血海穴的定位

血海穴位于大腿内侧，髌底内侧端上2寸，股内侧肌隆起处。

保养方法：点按血海穴

用拇指点按血海穴，力度控制在微微感觉酸痛即可。停留2~3秒钟后松开，每次按揉3~5分钟。除了点按，也可以把手握成空心拳，轻轻敲打血海穴，注意力度不要太大。

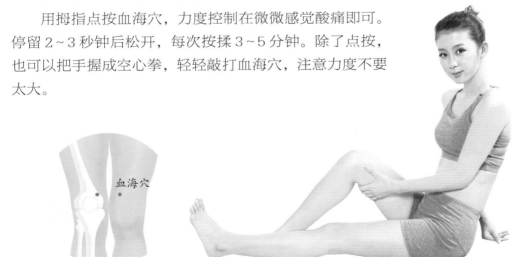

血海穴

自制三款减肥茶，瘦出动人好身材

茶叶本身就具有减肥的作用，在古代有"除痰去腻""多饮消脂"的记载，唐代《本草拾遗》中说"茶久食令人瘦，去人脂"。现代科学证明，茶叶中含有生物碱、维生素、氨基酸、微量元素等成分，其中许多成分能促进体内脂肪代谢，降低胆固醇和甘油三酯。茶叶和一些降脂减肥、药食两用的中药材一起泡饮，保健、减肥的功效更明显。

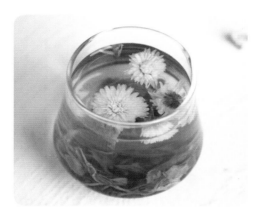

菊花决明子绿茶

取菊花5克，决明子、绿茶各10克，用沸水冲泡，长期饮用。适用于肝火旺盛常便秘的肥胖者。

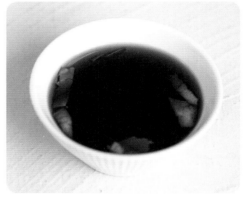

荷叶首乌红茶

取荷叶、制何首乌各10克，红茶5克，用沸水冲泡，长期饮用。适用于肾虚肠燥的肥胖者。

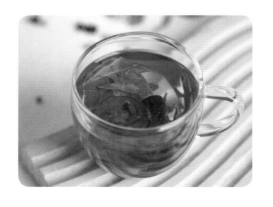

山楂荷叶绿茶

山楂、荷叶、绿茶各5克，将500毫升开水煮沸，放入所有材料，煮约5分钟即可饮用。山楂有健胃、消食、化瘀的功效，荷叶可利尿祛湿、消水肿，绿茶可清火润肠。三种材料相互补充，适用于脾虚湿盛的肥胖者。

桃花泡茶喝，瘦腰养颜一举两得

《诗经》有云"桃之夭夭，灼灼其华"。在中国传统文化中，桃花是春天和美丽女子的象征。桃花不仅具有观赏价值，还有一定的药用价值。相传，武则天最宠爱的女儿太平公主即用以桃花为主配制的"面药"，杨贵妃也用桃花茶护肤养颜，使脸色亮白红润。

自古桃花增美色，面若桃花虞美人

晋时名医陶弘景曾说："服三树桃花尽，则面色悦泽如桃花。"现代药理学研究发现，桃花含有多种维生素、微量元素、植物蛋白及游离氨基酸，对调理皮肤干燥、粗糙、皱纹和预防色素沉着有帮助。

桃花茶以内养外，喝出窈窕小蛮腰

桃花用于减肥由来已久，《备急千金要方》记载"桃花三株，空腹饮用，细腰身"。中医认为，桃花具有使人面色润泽、消水肿、利大小便、祛痰饮积滞之功效。

桃花茶

材料　干桃花4克。

调料　蜂蜜适量。

做法　将桃花置于杯中，加沸水冲泡，加盖闷，稍凉后加入蜂蜜，10分钟后即可饮用，可反复冲泡3~4次。

用法　当茶饮，每日1剂。

温馨提示：孕妇及月经过多者忌服。

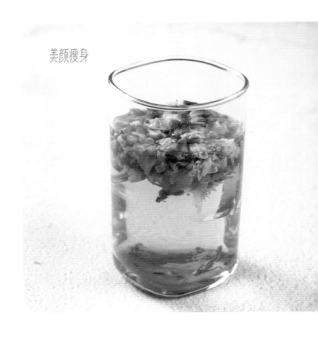

美颜瘦身

拍打瘦腰法，消除腰部脂肪

拍打减肥法属于中医推拿学的一部分，手法以"拍法"和"打法"为主。拍打具有行气活血、舒筋活络、疏通经脉的作用，可以改善受拍打部位的气血循环，使新陈代谢更顺畅，脂肪不容易堆积。

左拍拍、右拍拍，想瘦哪里拍哪里

体位： 自然站立，双手下垂。

做法：

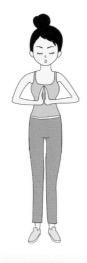 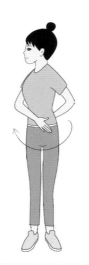 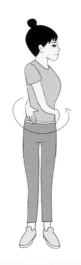 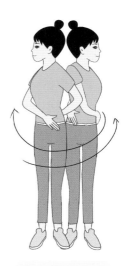

1 双手手指轻轻并拢并弯曲成拱形，即空心掌的形状。

2 身体先向右侧旋转摆动，右手掌轻轻拍打腹部左侧，左手背则轻轻拍打腰部右侧。

3 身体向左侧旋转，两手顺势摆动，拍打另一侧对应部位。

4 身体继续从左向右旋转，左右手继续拍打腰部及腹部。

频率： 每日1~3次，每次拍50~200下。

功效： 拍走赘肉，减腹瘦腰。

温馨提示： 拍打时应先轻后重，先慢后快，快慢适中，轻重适度，用力不宜过猛；孕妇、糖尿病患者或拍打部位有外伤、骨折者禁用。

皮肤有湿疹，可以用连翘败毒茶来调理

中医认为，急性湿疹多与湿热有关，调理以清热解毒、祛湿为主。连翘性微寒味苦，归心、肺、小肠经，有清热解毒、散结消肿的作用。金银花又名忍冬，因其花初开时为白色、后转为黄色而得名。金银花味甘性寒，清热而不伤胃，芳香透达又可祛邪，既能宣散风热，还善清热解毒，可用于各种热性病症，如身热、发疹、热毒疮痈、咽喉肿痛等。

调理湿疹，常喝连翘败毒茶

连翘败毒茶的主要组成是连翘、金银花。连翘与金银花都有良好的清热解毒作用，既可以透热达表，又可以清里热、解疮毒，临床上两药时常同用，治疗温病初起。

连翘败毒丸有除疹功效

中成药连翘败毒丸的主要组成是金银花、连翘、苦地丁、大黄、黄连、黄芩、赤芍、麻黄、防风、甘草等19味中药，其主要功效是清热解毒、散风消肿，可用于治疗疮疖溃烂、灼热发烧、流脓流水、丹毒疱疹等，请在医生指导下选用。

连翘败毒茶

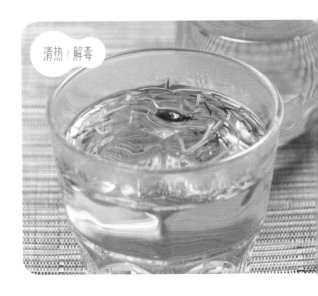

清热 / 解毒

材料 连翘、金银花各5克。
做法 连翘、金银花择洗干净，一同放入茶杯中，加入沸水冲泡即可。
用法 代茶饮用，每日1剂。
温馨提示：脾胃虚寒者慎用，且不宜久服。

荷叶除湿茶，祛痘塑身段

日常生活中，如果一个本来很瘦的人，忽然短时间内莫名其妙地胖了很多，或是脸上出了很多痘痘。这种情况可能与体内湿热有关。

湿热导致胃强脾弱

如果胃有湿热，功能亢进，人的饭量会大增，胃纳过旺，加重了脾运化的负担。但湿气困脾，导致脾的运化能力减弱，不能将食物的营养有效吸收，就会停滞在人体内化成内湿，"水湿内停"更加重身体的不适，外表看起来肥胖，脸色晦暗或长痘、长斑等，舌质偏红、舌苔黄腻都是湿热的特征。

所以脾虚易致肥胖，而湿热型肥胖更是肥胖中比较难治的，不仅要健脾胃、除湿热，还要消脂。日常可以通过多运动，或多吃薏米、红豆等清利湿热的食物来达到祛湿目的。

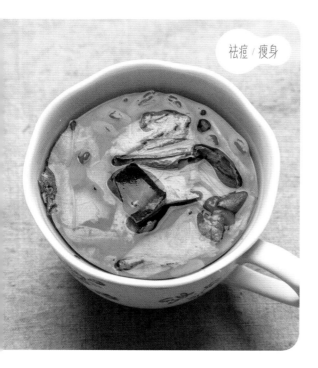

祛痘 / 瘦身

荷叶除湿茶

材料 干荷叶 8 克，冬瓜皮 10 克，枸杞子 15 克。

做法 将所有材料择洗干净，放入茶壶，冲入沸水，浸泡 30～60 秒后倒去茶汤，再冲入沸水，闷 5 分钟即可。

用法 一日 1～2 次。

温馨提示： 孕妇禁用。

水煮大白菜，助力排毒养颜

排毒养颜是每位女性的必修课，有一款食材，方便可取，有助于排毒养颜，就是大白菜。

大白菜可清肠道、润肌肤

大白菜是五菜之一。蔬与疏谐音，可以理解为蔬菜有疏通的作用，可帮助疏通肠胃，清理肠腑浊水宿便，有一定的排毒作用。

大白菜为什么可以润泽肌肤呢？因为长痘、脸上出油、长斑等都是身体有毒素的表现，大白菜可以清热除烦、利尿通便，把身体的毒素排出去，皮肤自然会得到改善。

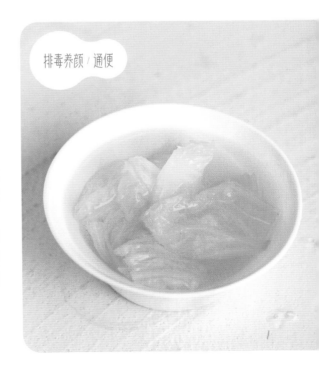

排毒养颜 / 通便

水煮大白菜

材料 大白菜 500 克。

做法

1 将大白菜洗净，切段。

2 砂锅内放适量清水，将白菜段放入水中，大火煮开后转小火炖煮20 分钟，至白菜软烂后起锅。

温馨提示：这个方子适合身体有毒素、大便不爽或者脸上油腻、长暗疮的人。胃寒的女性可以加适量生姜。

叩齿咽津，帮助补津养颜抗衰老

女性体质属阴，需要津液的濡养。女性以血为本，津液是血液的重要组成部分，与营气一起共同流注于血脉之中，循环运行于全身，发挥着滋润濡养的作用。

皮肤干燥，主要是津液虚耗过度导致

津液中含有大量的水分和营养物质，从五脏六腑到皮肤毛发都需要津液的滋润濡养。有些女性在 30 岁之后皮肤会变得干燥，衰老得很快，主要原因就是津液虚耗过度。

"白玉齿边有玉泉，涓涓育我度长年"

有一个养津液的小方法，很适合津液亏虚的女性，这个方法称为叩齿咽津。许多老中医都用这个方法延年益寿。有句很有意思的顺口溜"白玉齿边有玉泉，涓涓育我度长年"，说的就是叩齿咽津。此法可以使津液在体内循环流动，起到良好的滋润作用，有助于滋阴养颜、抗衰老。

叩齿咽津：滋阴养颜，抗衰老

方法：

1. 微闭口唇，不要想任何事情。

2. 慢慢地让上下门牙有节奏地相互叩击，微微发声。

3. 心中默念 36 次后，叩齿结束，用舌头在口腔内搅动，先上后下，先内后外，搅动数次，按摩齿龈。

4. 舌尖抵住上腭一段时间，待口腔内聚集大量的唾液后，分多次咽下。

温馨提示：操作此法时，首先要保持精神状态放松，其次要保持素颜，面部干净。

皮肤干燥，麦冬、乌梅来养阴

在北方生活的人大多数都有皮肤干燥的症状，这是因为北方气候干燥，再加上冬季还有暖气，更容易出现皮肤干燥。

皮肤干燥有哪些症状

皮肤干燥最明显的症状就是痒，特别是小腿和大腿内侧等部位。到了春天，随着天气变暖湿润，症状会逐渐消失。皮肤干燥另一种常见的症状是脱皮，皮肤缺少津液的濡养，就像田地失去了水分，再肥沃的土地也会干涸开裂。有些女性嘴角干裂起皮，就是皮肤干燥的信号。

麦冬、乌梅养阴润燥，可让皮肤变得水润

平时上班时可在办公室泡一杯麦冬乌梅茶，趁水温较高的时候，熏蒸一下面部，待水温合适时再饮用，可以生津止渴、养阴润燥，缓解皮肤干燥。麦冬善于养肺胃之阴，也可以清心经之热，本身就具有生津止渴、养阴润燥的功效；乌梅味酸，"酸甘化阴"，具有开胃生津的作用，二者同泡茶饮可以化生阴液以滋阴，增强养阴润燥、生津止渴的功效。

麦冬乌梅茶

材料 麦冬、乌梅各 10 克。

做法

1 将麦冬放入杯中，倒入半杯沸水泡 1 分钟，然后用滤网滤出麦冬，去除麦冬表面的杂质。

2 用泡洗过的麦冬泡一整杯水，放入乌梅，盖上杯盖，静置 5 分钟即可。

用法 代茶饮用。

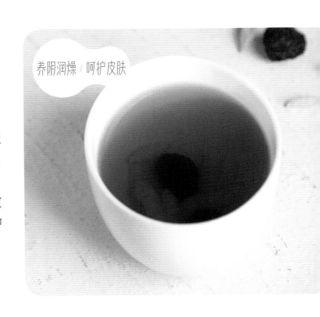

养阴润燥 / 呵护皮肤

长了黄褐斑，轻灸通气血

常言道："居家常备艾，老少无疾患。"艾灸是很有效的养生方法。在调理黄褐斑时也可用艾灸，选取的穴位有关元穴、肾俞穴，分别在腹部和腰部，方便操作。

艾灸关元穴

定位：关元穴属任脉，位于下腹部前正中线上，脐下 3 寸。

方法：点燃艾条，对准关元穴，火头距离皮肤 1.5 ~ 3 厘米，以温热不烫为标准，每次灸 10 ~ 15 分钟。

功效：艾灸关元穴可以培补元气、提升阳气，促进气血流通，改善气血失调引起的黄褐斑。

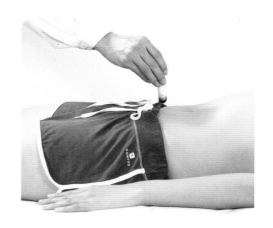

艾灸肾俞穴

定位：肾俞穴属足太阳膀胱经，位于腰部，第 2 腰椎棘突下，后正中线旁开 1.5 寸，左右各一。

方法：点燃艾条，对准肾俞穴，火头距离皮肤 1.5 ~ 3 厘米，以温热不烫为度，每次灸 10 ~ 15 分钟。

功效：艾灸肾俞穴不但能够调理肾虚，而且有助于改善内分泌失调。

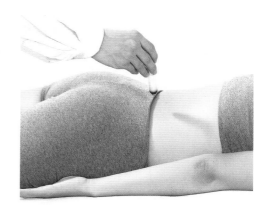

带脉常拍打，甩掉"游泳圈"

为什么会出现恼人的"游泳圈"

腰部出现"游泳圈"主要和生活节奏、饮食习惯、运动减少有关系。女性进入中年后生活压力大，如果饮食不规律，也没时间运动，身体就会逐渐发福，肚子部位尤其明显。

出现"游泳圈"，赶快找带脉

要想消灭"游泳圈"，除了要管好自己的嘴，少吃肥甘厚腻的食物，少喝酒、多运动之外，还有一个辅助的推拿方法——拍打带脉。

带脉是奇经八脉之一，在人系腰带的位置。带脉部位气血瘀滞，腰腹部脂肪堆积、排泄不畅，就会出现"游泳圈"。拍打带脉，可使气血运行通畅，有助于腰部减肥。

拍打带脉，畅通气血、促进减肥

定位：位于腰腹之间，横行绕身一周，是人体唯一横向运行的经脉。

方法：双手握拳，环绕带脉轻轻拍打 200 下左右，会感觉腰腹部有灼热感。

功效：每天坚持拍打数次，夜晚睡觉前拍打 1 次，有助于促进气血运行，减少腰部脂肪堆积。

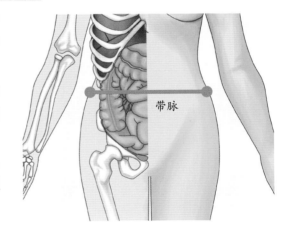

带脉

这三种减肥方式不是在减肥，是在害命

1 抽脂减肥

在中医理论中，人体之所以有多余的脂肪，是因为脾胃运化功能差，五脏六腑的阳气越来越弱。为了抵挡寒邪入侵，身体就会堆积脂肪，作为防御寒邪的屏障。寒气越重，脂肪就越多。所以，要从根源上减少脂肪，就要强壮脾胃，加强阳气，这样脂肪就会慢慢消掉。抽脂是治标不治本的做法，即使将脂肪抽掉，若身体内部环境没有改变，脂肪还会卷土重来。

2 吃泻药减肥

泻药大多是苦寒之品，易损伤脾胃，因此只能用来救急，中病即止，不能长期服用。通过泻药减肥，可能会耗光脾胃的阳气。

3 过度运动减肥

运动减肥是有效的，但也要适度，过度运动也可能损害健康。在身体能承受的范围内快步走、练瑜伽、打太极拳等是可以的，但如果本身气血就很虚弱，还做剧烈的运动，会适得其反，因为运动时也在消耗身体里珍贵的气血。

中医讲血汗同源，汗为心之液，出汗过多会伤血、伤心。所以并不建议在跑步机上挥汗如雨。

这些美容养生大坑，专坑女人的钱与身体

激光不能根除痘痘和斑

要想祛斑，必须调理好五脏六腑。激光去不了阴虚火旺、肝气郁结、瘀血，也补不了阳气，而这些都是长斑的内在原因。激光还可能会烧伤你的脸，甚至毁容。

不要天天喷香水

香水的成分以乙醇为主，还掺有人工或者天然的香精，长期接触香水，可能会影响人的记忆力，还会影响神经、鼻子及呼吸道。过敏患者接触香水以后，还会诱发皮肤过敏和哮喘。

纤纤玉指不需要艳丽的指甲油

指甲油含有甲醇类物质，会刺激人体的呼吸系统，导致咳嗽、咳痰、胸闷、气喘。如果对指甲油过敏，还会诱发哮喘发作。

不吃主食不可取

不少女性减肥时，视主食为"洪水猛兽"，一点儿都不吃。中医讲"五谷为养"，只有五谷才能补气血、补精气。不吃主食减肥有害健康。

最关心的健康问题

答疑女性朋友

Q 最靠谱的减肥方法是什么?

A 改变不良的生活习惯,通过适当的养生方法,如服用汤药或膳食调理等,让脾胃健运起来,使五脏六腑的寒气散掉,达到阴阳平衡,身上多余的脂肪自然会消掉。

Q 可以每天早上洗头吗?

A 不建议每天早上洗头,因为早上是阳气升发的时候,此时洗头不利于阳气升发。如果头发还没擦干就去上班,寒湿容易进入头部,可能会导致脱发、头痛。

Q 可以长时间洗澡吗?

A 不建议洗澡洗太长时间,特别是冬天,因为冬天要藏精,皮肤不可过度开泄。

Q 玻尿酸是否能够解决眼袋问题?

A 解决不了。虽然打玻尿酸可以暂时缓解眼袋,但一旦停止打玻尿酸,眼袋会反弹得更加厉害。解决眼袋最好的方法是健脾补肾。

祛寒湿、通气血，
远离妇科疾病

女性从头到脚有八种寒邪，教你统统赶出去

女性因体质原因容易阳虚，寒邪易"欺负"女性，因此抗寒对女性而言就更为重要。

1 头部受寒

头部受寒，会感到头皮发紧、头痛，而且很怕冷风吹。可以用中药川芎调理。川芎辛温，能够发散头部的风寒，又是血中气药，可以上行头面，化头部瘀血。如果受寒过久，可以取川芎和丹参各5克，泡茶饮用。

2 鼻子受寒

鼻子受寒最轻微的症状是打喷嚏，进一步受寒会流清涕，再进一步就会出现鼻塞，此时用普普通通的葱白就可以搞定。取三小段葱白放锅中，加适量清水，大火烧开后转小火煮15分钟，用鼻子嗅葱白水散发出来的气味，有助于宣通鼻窍。

3 嗓子受寒

寒邪最容易从三个地方进入，一个是鼻子，一个是口，一个是皮毛。寒邪入口的表现是嗓子痒、呛咳，受寒严重会嗓子疼，这时可用5克紫苏叶泡茶喝。

4 肩膀受寒

夏天许多女性喜欢穿露肩膀的衣服，被空调一吹，很容易造成寒邪入侵。症状表现为肩膀特别怕风，总觉得有一股冷风吹过，时间久了会痛。怎样驱寒呢？最好的方法就是艾灸肩部疼痛的部位，每隔3天艾灸一次，能够除根。

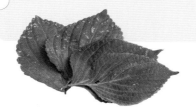

紫苏叶
散寒行气

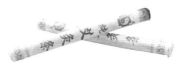

艾条
艾灸是祛寒最有效的方式之一

5 胃脘部受寒

胃脘部受寒会胃胀、胃痛，尤其是一吃凉的就胃痛，严重时吹冷风也会胃痛。这时可以用姜枣茶调理，也可以遵从医嘱服用中成药附子理中丸。

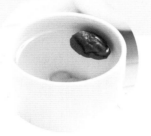

姜枣茶
暖胃散寒

6 小腹受寒

女性的小腹很容易受寒，尤其是喜欢穿露脐装的女性，寒邪更容易侵入，造成宫寒，引起腹泻、痛经，严重者会出现子宫肌瘤、卵巢囊肿，甚至影响生育。有一个中成药专门针对小腹受寒，叫作艾附暖宫丸，大家可以遵医嘱服用。

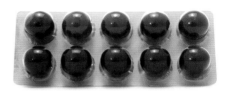

艾附暖宫丸
缓解女性宫寒

7 腰部受寒

腰部受寒，会觉得腰部发凉、腰痛。如果睡一觉起来感觉腰部僵硬一般为寒湿下沉腰部所致。腰为肾之府，腰部受寒时可以用杜仲、怀牛膝各10克泡茶喝。

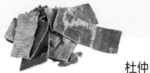

杜仲
温补肝肾，缓解腰痛

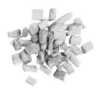

怀牛膝
补肝肾，强筋骨

8 膝盖受寒

寒邪容易入侵膝盖部位。膝盖受寒最明显的症状是疼痛。这时可以买一个电暖宝每天热敷膝盖。

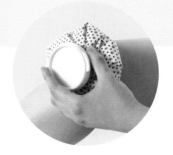

这三种家常食物，是祛寒湿的高手

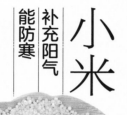

能防寒　补充阳气　小米

小米是旱地长出来的谷子，黄澄澄的，汇聚了太阳的能量，所以吃小米，可以徐徐地补充阳气。

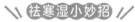

祛寒湿小妙招

小米 50 克，红枣 20 克，一起煮粥食用。

山药具有温而不燥、补而不腻的特点，有健脾益气的功效，对于脾胃虚弱、湿气重的人来说非常适合。可以将山药炖汤或者煮粥食用。

健脾祛湿　山药

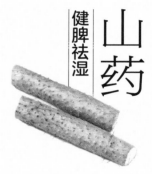

祛寒湿小妙招

干山药炒黄，研为细末，用米汤送服。

补阳气　保暖散寒　羊肉

羊肉性温，味甘，归脾、肾经，有温中祛寒的作用，适合阳虚怕冷、湿气重的人食用。羊肉富含蛋白质，对于提高体温、促进血液循环有一定帮助。可以将羊肉炖汤或者烹饪成热菜，搭配一些祛湿的食材效果更佳。

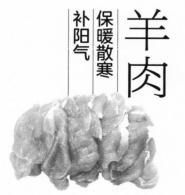

祛寒湿小妙招

羊肉煮熟，加大蒜、生姜等调味食用。

红薯面粉小米粥

材料　红薯 100 克，小米 50 克，面粉 60 克。

做法

1 炒锅烧热，加入面粉翻炒至黄色。
2 小米洗净，用清水浸泡 30 分钟；红薯去皮，切块，用清水浸泡，备用。
3 砂锅内加水烧开，放入小米、红薯块，大火煮沸后，转小火煮 30 分钟；然后倒入炒黄的面粉，稍煮 10 分钟，即可出锅。

暖养脾胃 / 调理寒泻

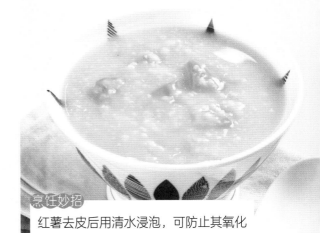

烹饪妙招

红薯去皮后用清水浸泡，可防止其氧化变色。

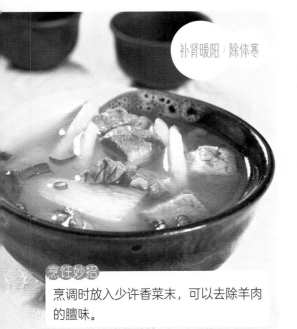

补肾暖阳 / 除体寒

烹饪妙招

烹调时放入少许香菜末，可以去除羊肉的膻味。

山药羊肉汤

材料　山药 200 克，羊肉 150 克。
调料　葱花、姜末、蒜末、盐、清汤各适量。

做法

1 将山药洗净，去皮，切厚片；羊肉洗净，切块，用植物油煸炒至变色后捞出。
2 锅置火上，倒植物油烧至八成热，放入葱花、姜末、蒜末爆出香味，倒入适量清汤，加入羊肉块、山药片煮熟，加盐调味即可。

"大姨妈"总姗姗来迟，喝山楂红糖水祛寒散瘀

"大姨妈"，就是人们通常所说的月经。女性月经规律预示着健康，如果月经不按时来，说明身体可能出状况了。

月经总延后，身体可能有寒气

如果月经总是延后，并伴随有四肢冰凉、小肚子寒凉的现象，说明身体可能有寒气。寒为阴邪，寒气侵入身体后，容易使气血凝滞，从而导致瘀血，瘀血是月经延后、痛经的主要病因之一。

调理月经失调，祛寒散瘀是关键

女性经前，血液循环减慢，此时若受寒，会使女性出现排卵障碍，最直接的表现就是月经失调，或引发其他妇科疾病。所以调理月经失调，关键是祛寒散瘀。

山楂搭配红糖，活血调经功效好

山楂具有活血化瘀的功效，而红糖可以暖体散寒，是常用的补气养血佳品。女性可以常备这两种食材，在经期喝山楂红糖水，可调理经期延后。

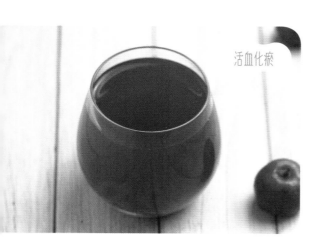

活血化瘀

山楂红糖水

材料 山楂50克，红糖适量。

做法 山楂洗净，放入砂锅中，加入清水，用小火煮1小时，然后放入红糖煮化，搅拌均匀即可。

用法 经期每天1剂，早、晚服用。

经量稀少，木耳核桃仁粥能改善

　　一般情况下，女性在 45 岁左右月经量渐少，这是气血衰退、生殖功能减退的外在表现，可现在有很多女性在 35 ~ 40 岁月经量就开始减少了。对于这种情况，补血养血是关键。

木耳、核桃仁，阴阳互补调理月经

　　中医认为，木耳有润肺养阴的功效，可以调补血虚；核桃仁有补血养气、补肾填精的功效，可以补充肾阳。木耳与核桃仁同食，可帮助改善女性因气血不足导致的月经量少。

补血调经

木耳核桃仁粥

材料　大米 100 克，水发木耳 50 克，核桃仁 15 克，红枣 30 克。

调料　冰糖适量。

做法

1 大米淘洗干净；水发木耳洗净，撕成小朵；核桃仁碾碎；红枣洗净，去核。

2 锅置于火上，将大米放入锅中，加水煮至六成熟，加入木耳、核桃仁、红枣，先用大火煮至滚沸，再转小火熬成稠粥，然后加入冰糖搅拌均匀即可。

用法　经期每天服用 1 剂。

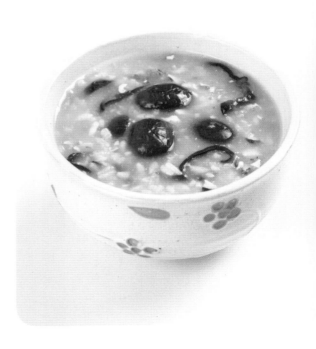

月经无规律？
用傅青主的这个方子就对了

月经是女性的头等大事，中医妇科名家傅青主在调理月经方面贡献出了许多名方、验方。对于女性朋友常见的月经紊乱，傅青主提出用定经汤来调理。

月经无规律，调肝是第一步

中医说的月经紊乱，指的是月经没有规律，一会儿准时，一会儿提前，一会儿推后。这个月事事顺利，心情不错，月经就会如期而至；下个月闷闷不乐，它就会爽约，迟迟不来；再下个月经常生气，它可能提前到来，让人措手不及。这些情况，傅青主认为是肝气郁结造成的，要想让月经如约而来，必须调肝、养肝、疏肝，他开出的方子是定经汤（用时需遵医嘱）。

这个方子用柴胡疏肝理气，白芍养阴柔肝，当归补肝血，肝的问题就解决了。肝肾同源，肾属水，肝属木，水生木，肾是肝之母。肾水是月经的来源，所以用熟地、菟丝子来补肾。最后用茯苓和山药来健脾补脾，脾胃是气血生化之源，脾胃好了，气血才会源源不断，月经才能准时到来。

定经汤：调理女性月经紊乱

材料：菟丝子15克，白芍20克，当归20克，熟地15克，山药15克，白茯苓10克，芥穗5克，柴胡10克。

做法：水煎。

用法：每日1剂，分早晚2次温服。

菟丝子
补肾养肝

熟地
滋阴补肾

当归、白芍
养血柔肝，调经

柴胡、芥穗
疏肝解郁，理血

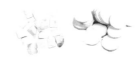

茯苓、山药
健脾

山楂红枣饮，轻松告别经期腹部胀痛

有些女性在月经期间情绪不稳定，容易生气，同时出现腹部胀痛、胃口差等症状，这属于气滞血瘀型痛经。调理经期腹胀，以疏肝和胃为主。

山楂、红枣活血调经

山楂具有健脾胃、消食积、化瘀血的作用；生姜和红枣搭配，能起到活血化瘀、温经止痛、行气导滞的功效。

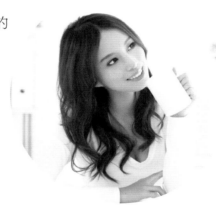

> TIPS／肝郁血虚导致的痛经，可以用加味逍遥丸
>
> 如果是因肝郁血虚引起的痛经，特点是小腹胀痛，且经期烦燥易怒。可遵从医嘱服用加味逍遥丸进行调理。

山楂红枣饮

材料　山楂50克，红枣5~10枚，生姜15克。

做法

1　山楂、红枣分别洗净，去核切片；生姜切成片。
2　将切好的山楂、红枣、生姜一起放入砂锅中，加适量清水，大火烧开后，再用小火煮15~20分钟。

用法　经前每天1剂，分2次服用。

温馨提示：有胃溃疡、十二指肠溃疡以及胃酸过多的人不宜吃山楂。

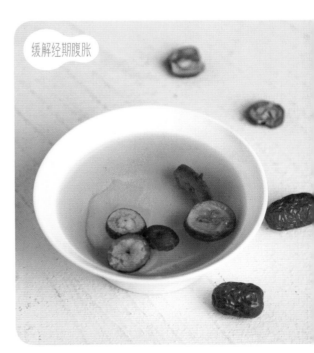

缓解经期腹胀

经期头痛，用红酒煮苹果通经止痛

经期或经期前后出现头痛等症状，称为"经期头痛"。中医认为，经期头痛是由于长期不良生活习惯或情绪不稳定引起的。

红酒苹果通经活络，可改善头痛

红酒能够通经活络，缓解头痛；苹果含有多种维生素和酸类物质，可扩张血管，解除痉挛。二者合用可改善经期头痛。

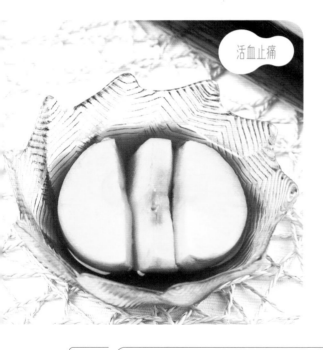

活血止痛

红酒煮苹果

材料 苹果 2 个，红酒适量。

做法

1 苹果洗净，切月牙状。
2 把苹果放到锅里，倒入红酒没过苹果，用中火炖煮 15 分钟，关火。
3 苹果在红酒中浸泡 2 小时后即可食用。

用法 每天晚上食用 1 次。

TIPS／热水泡手、热毛巾外敷头部，可活血止痛
用热水浸泡双手，并用热毛巾外敷头部，每次 20 分钟；用圆头梳子不断梳理头皮，可改善脑部供血，缓解头痛。

经期下腹冷痛，吃红糖艾叶水煮鸡蛋

经期下腹冷痛属于寒凝血瘀型痛经。平时外感寒邪、过食生冷、冒雨涉水或久居潮湿之地，都会导致寒凝血瘀。调理以活血化瘀、暖宫止痛为主。

艾叶，专门为女人而生的纯阳之草

寒凝血瘀型痛经的特点是经期前或者经期中发作，小肚子冷痛，用电暖宝或者热水袋暖一下，症状就能减轻。这时可以用艾叶红糖水煮鸡蛋进行调养，艾叶可以温经通络，红糖可以补血。或者遵医嘱用中成药艾附暖宫丸。

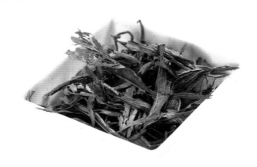

温经止痛

红糖艾叶水煮鸡蛋

材料 艾叶 10 克，鸡蛋 1 个，红糖适量。

做法 将艾叶加水煮成汁，加入煮好去壳的鸡蛋和红糖，再煮10 分钟即可。

用法 经前服用，每天 1 次，连服7 天。

温馨提示：要趁热食用，放凉后食用调理效果不明显。

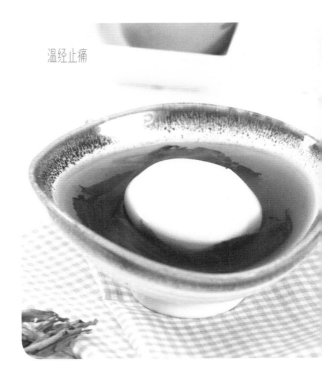

白带异常，用傅青主的易黄汤

湿热的情况在女性中也比较多见，特别是脾肾虚弱导致的湿热，主要症状为带下黏稠量多，色黄有异味。

脾肾虚弱湿热带下有什么症状

白带黏稠，颜色黄绿；小便发黄，舌苔也黄。来月经时，经血黏稠，且有一种灼热感。

易黄汤，傅青主的妇科名方

调理这类白带异常，应以清利湿热、补脾益肾为主，可以用傅青主的易黄汤。脾是湿气的来源，用山药来补脾；芡实可益肾止带，加强肾的固涩能力，止住过多的白带。黄柏和车前子可清下焦湿热，并引热从小便而出。黄柏与苍术合在一起就是二妙丸，专门用来调理湿热下注导致的各种疾病。

易黄汤：湿热带下的克星

材料：炒山药、炒芡实各 20 克，盐炒黄柏、白果各 5 克，酒炒车前子 3 克。

做法：水煎服。

用法：经前每天 1 剂，分 2 次服用。

温馨提示：白果有小毒，不可过量服用。

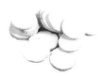

山药

健脾胃

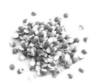

芡实

补肾止带

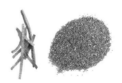

黄柏、车前子

清理下焦湿热

白果

收涩止带

经期乳房胀痛，玫瑰陈皮茶疏肝解郁

经期乳房胀痛主要是肝气郁结、疏泄失常导致的。中医经络学认为，足厥阴肝经循经乳房，所以如果肝经出现问题，乳房部位就会有所反应。调理经前乳房胀痛，主要方法就是疏通肝经、行气解郁。

玫瑰花＋陈皮，疏肝解郁、缓解乳房胀痛

玫瑰花有疏肝解郁、行气活血的作用；陈皮性温，具有理气健脾的功效。陈皮搭配玫瑰花，能起到疏肝解郁的作用，从而缓解肝郁导致的乳房胀痛。

玫瑰花陈皮茶

材料 玫瑰花5克，陈皮8克。

做法

1 将玫瑰花洗净控干，与切碎的陈皮同放入有盖杯中。

2 加入刚煮沸的水冲泡，盖上杯盖，闷置15分钟即可。

用法 隔日泡服1剂，经前7天服用。一次用料通常可冲泡3~5次，当日喝完后，玫瑰花瓣、陈皮也可一并嚼服。

温馨提示：各大中药店或超市有陈皮销售，选购以皮薄而大、香气浓郁者为佳。

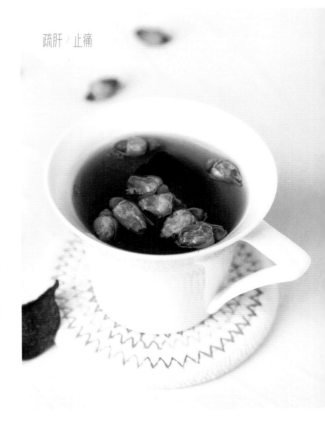

疏肝 / 止痛

隔姜艾灸神阙，缓解经期腰部冷痛

肚脐又名神阙穴，自古以来被养生家誉为保健养生"要塞"。神阙穴是任脉中的要穴，任脉总领人体的阴经经脉，循行人体前正中线，上连心肺，中经脾胃，下通肾脏，被称为"阴脉之海"。

脐为脏腑之本，元气之根

中医认为，脐为五脏六腑之本、元气归脏之根。肚脐内通五脏六腑，有培元固本、健脾和胃、行气活血的作用，具有向四周及全身输布气血的功能。

灸神阙，祛寒暖宫止腰痛

艾灸神阙又叫脐灸，有温经通络、调理气血、补益脏腑的功效。冬季进行脐灸可调理脾胃虚寒，也能使身体气血畅通。缓解经期腰部冷痛，可以采用隔姜艾灸神阙穴的方法。

艾灸和生姜共同作用，能祛除体内的寒气，有疏通脏腑经络、温经暖宫、化瘀止痛的作用。经常痛经的女性，时常艾灸对身体很有好处。

隔姜灸神阙穴的方法

将新鲜生姜切成厚约 0.3 厘米的薄片，用针在姜片上扎几个小孔放在肚脐上。取艾炷放在生姜片上点燃施灸。每次灸 10 ~ 15 分钟。

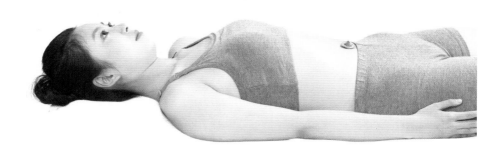

经期不要做这四件事，否则妇科病来找

1 吃寒凉食物

加重宫寒

女性朋友在来月经的时候，本身就容易受到寒凉的刺激，导致胃肠道受损，如果再食用寒凉食物，轻则导致经行腹痛，严重的会导致闭经。除了一些凉菜、冷冻食品、冷饮之外，还有一些食物在中医里性属寒凉，也会对经期造成一定的影响，要少吃。比如鸭肉、柿子、鱼腥草、海带、丝瓜、绿豆、百合等，在经期尽量少食。

2 过度劳累

易导致月经量少或闭经

处于相对虚弱的经期时，千万不要过度劳累，尤其是血虚的女性，干重体力活、熬夜加班、长途跋涉等都要避免。如果经期经常处于疲惫状态，可能会导致月经量少或者闭经。

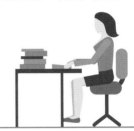

3 穿过于曝露的服装

提防虚邪贼风

不要穿过于曝露的服装，尤其是绝对不能穿露脐装，即使是夏天也不要穿。肚脐是非常重要的穴位，叫神阙穴，风邪会直接从神阙穴进入身体，抵达子宫，很容易引起痛经，长此以往还会闭经。

4 经期性生活

妇科疾病

女性在月经期间，子宫内膜脱落，有创面，这时候进行性生活最容易造成妇科感染性疾病。且精液的主要成分是前列腺液，其中含有大量的前列腺素，具有促进子宫收缩的作用，很容易造成月经量过多，出现崩漏等症状。

宫寒不仅易导致不孕，也是肌瘤生长的安乐窝

说到"宫寒"，大多数女性第一反应就是不孕，在临床中遇到的不孕患者，很多都是由宫寒造成的。但是宫寒的危害不仅会导致不孕，还会引起其他很多妇科疾病，比如子宫肌瘤。

为什么现在宫寒的女性很多

中医所指的子宫和西医中的子宫概念不同，范围要更广一些，包括子宫、卵巢等子宫附件。宫寒的原因大部分是由女性自身的体质所决定，有些女性本身是虚寒体质，平时就怕冷，手足发凉。体内阳气匮乏，就容易导致宫寒。另外，有些女性在寒冷的冬季为了美丽穿着过于单薄，再加上经常吃冷饮，很容易导致寒邪侵体而出现宫寒。

宫寒的害处不可小觑

中医认为"寒则气凝，血行不畅"，所以"宫寒"容易造成月经不规律，经期不固定。这类患者常常月经延迟，并且在来月经时通常会有严重的症状——腹痛难忍。子宫肌瘤主要是由寒凝血瘀所引起。所以预防子宫肌瘤，首先要做到驱寒保暖。

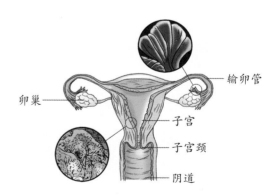

子宫和卵巢是女性生育的重要器官，一旦子宫受寒，带来的伤害是巨大的，所以一定要保护自己的子宫，注意保暖防寒。

出现了这些症状，说明你被宫寒盯上了

1 嘴唇颜色暗
宫寒的女性嘴唇颜色很暗，甚至发青发紫。

2 四肢冰凉、全身怕冷
宫寒的女性手脚冰凉、全身怕冷，尤其是小肚子，摸上去总是冰凉冰凉的，想用热水袋热敷。

3 遇凉腹泻
宫寒的女性经常腹泻，稍微吃点生冷寒凉、受点风，就会拉肚子。

4 经常痛经
宫寒的女性经常痛经，且疼痛感强烈。

5 月经不调
宫寒的女性月经通常会推后甚至闭经，月经量少，有大量的血块。

6 白带增多
宫寒的女性白带多，且清稀如水。

7 腰膝酸软
宫寒的女性经常腰膝酸软，稍微弯一下腰就受不了，还会觉得腰膝发凉。

8 尿频
宫寒的女性尿频，小便清长。

如果你有上述 2~3 种或以上的症状，就需要警惕是否已经宫寒。

张仲景这个方子，改善宫寒最有效

在医圣张仲景的中医经典《金匮要略》中，有一款温补方剂——当归生姜羊肉汤，特别适合宫寒的女性服用。在冬季，适当用此方进补，可以暖阳驱寒。

当归 + 生姜 + 羊肉，补血散寒功效好

当归是女性补血的"圣物"，有活血养血补血的功效；生姜可以温中散寒，发汗解表；羊肉能温中补虚，补血助阳。羊肉、生姜、当归三者配合起来，具有温中补血、祛寒止痛的作用。

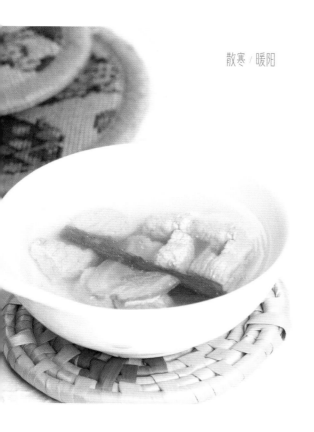

散寒 / 暖阳

当归生姜羊肉汤

材料 羊瘦肉 250 克，当归 10 克，
鲜姜片 20 克。

调料 盐 3 克。

做法

1 羊瘦肉洗净，切块，放入沸水中
焯烫去血水；当归洗去浮尘。

2 锅置火上，倒入适量清水，放入
羊肉块、当归、姜片，大火烧开
后转小火煮至羊肉烂熟，加盐调
味，去当归、生姜，食肉喝汤
即可。

韭菜炒虾仁，一道家常菜能祛宫寒

韭菜有一个很响亮的名字叫"起阳草"，因为其有温补肝肾、助阳固精的作用；虾仁有补肾阳的功效。韭菜与虾仁一起食用，可温补肾阳、暖宫散寒。

韭菜搭配虾仁，补肾温阳祛宫寒

韭菜具有温中下气、补肾益阳等功效，对女性因肾虚引起的宫寒有调理作用；虾仁补肾阳，可用于调理肾气虚弱、肾阳不足所致的宫寒。

韭菜炒虾仁

材料　虾仁 300 克，嫩韭菜 150 克。
调料　香油、酱油、盐、料酒、葱丝、姜丝、高汤各适量。

做法

1 虾仁洗净；韭菜洗净，切成 2 厘米长的段。
2 炒锅放油烧热，下葱、姜丝炝锅，放虾仁煸炒 2~3 分钟，加酱油、料酒、盐、高汤稍炒，放入韭菜段大火炒 2 分钟，滴上几滴香油，盛出即可。

温馨提示：阴虚火旺、湿热腹泻、有溃疡病、眼睛不适的人慎食。

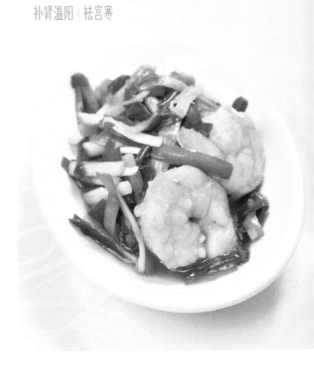

补肾温阳／祛宫寒

治疗宫寒第一药——艾附暖宫丸

女性身体最怕冷的器官是子宫。子宫温暖，则体内气血运行通畅，按时盈亏，经期如常。如果子宫受到寒邪困扰，就会出现月经不调、痛经等，甚至会影响正常的受孕功能。此外，宫寒还会导致子宫肌瘤、习惯性流产、胎停等妇科疾病。

女性宫寒，正气不足是主因

为什么同样的年龄，有的人容易宫寒，有的人却不容易宫寒呢？因为每个人身体里的正气不同，正气内存，邪不可干。邪之所凑，其气必虚。正气不足，更易受寒邪侵扰导致宫寒。

古代医家调宫寒有妙方

古代医家调理宫寒的良方是艾附暖宫丸。这个方子由艾草、香附、吴茱萸、肉桂、当归、川芎、白芍、地黄、黄芪、续断等药组成。

女性宫寒，首先考虑养血，以当归、川芎、白芍、地黄组成的四物汤打底，再加上黄芪补气，起到气血双补的作用。肾主生殖，肾气虚也容易宫寒，所以在补气养血的同时还要加强肾气，这就要用到肉桂与续断。这是扶正的思路。

补足正气，接下来就要攻邪。艾草为纯阳之物，可以将子宫里的寒气驱走。如果宫寒的程度比较严重，那就靠吴茱萸来帮忙。吴茱萸不仅可以驱寒，还能引火归元。宫寒大多会引起痛经，香附刚好可以理气止痛，气行则血行，血行则通，通则不痛。

艾附暖宫丸的服用方法

艾附暖宫丸在各大中医院和药店都有销售，请在医生的指导下使用。这个药最好用黄酒送服，因为黄酒可以迅速把药效带到身体需要的地方，事半功倍。酒精过敏者可以用热水送服。

四物汤打底，将血补足

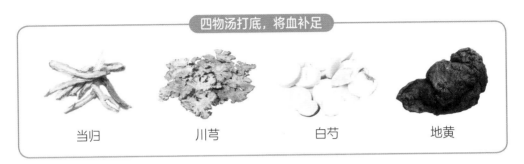

当归　　　　　川芎　　　　　白芍　　　　　地黄

补肾气，强肾阳

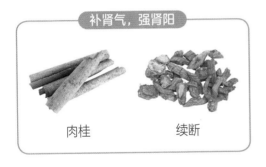

肉桂　　　　续断

"驱寒大将"，逼寒气外出

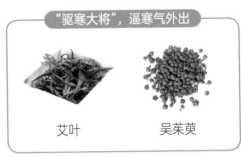

艾叶　　　　吴茱萸

补气第一良药

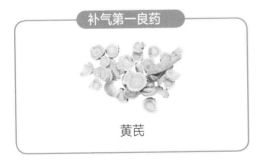

黄芪

理气宽中，调经止痛

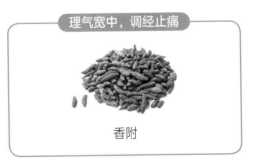

香附

手脚冰凉有办法——艾灸阳池穴

很多宫寒的女性都有手脚冰凉的症状，可以通过艾灸阳池穴进行调理。

阳池穴，阳气生发的地方

"阳"是阳气的意思，"池"是汇聚的场所。阳池穴是手少阳三焦经上的腧穴，统领全身上、中、下三焦的阳气。所以，阳池穴有生发阳气、沟通表里的功效，经常按摩可使全身气血通畅温暖。

阳池穴的定位

阳池穴位于手背的手腕上，把我们的手背往上翘，在手背上会出现几条皱褶，在靠手背边缘的皱褶上按压，仔细感受，会有一个疼痛点，这个点就是阳池穴。

保养方法：艾灸阳池穴

点燃艾条，在距离阳池穴 1.5～3 厘米处施灸。每天晚上睡觉前艾灸，每次 10 分钟左右，再换另一侧。

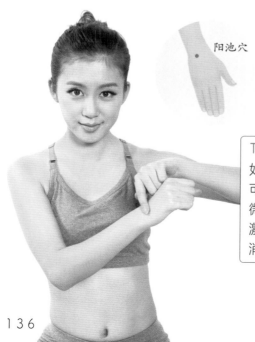

阳池穴

TIPS／按摩阳池穴也有同样功效

如果你受不了艾灸的味道或不方便操作，可以在平时按摩阳池穴，每次按摩到微微发热即可。身体的经络通畅，阳气被激发，手脚冰凉就会逐渐减轻甚至完全消失。

血虚宫寒引起的怀孕困难，用阿胶糯米粥

在中医里，阿胶多用于调理各种出血或贫血等，还可缓解宫寒的症状。现代研究表明，阿胶不仅能促进血中红细胞和血红蛋白的生成，还能促进钙的吸收。

我曾经有一位患者，婚后3年没有生育。她和丈夫之前看过医生，做过许多检查，男方各方面都正常，女方也没查出具体病症，只是月经经常推迟，来月经时小腹疼痛、手脚冰凉，热敷后疼痛可得到缓解。她后来通过服用阿胶调理，顺利地怀孕了。

阿胶，驴皮熬制的补血佳品

阿胶是驴皮熬成的胶块，为补血佳品，《本草纲目》中称其为"圣药"。血虚的女性日常可将阿胶制成药膳调理身体。

阿胶糯米粥

补血暖宫

材料 阿胶12克，糯米60克。

调料 黄酒、红糖各适量。

做法

1 阿胶用黄酒浸泡化开，糯米浸泡2小时。

2 锅置于火上，放糯米和适量水，大火烧开后改小火煮至粥熟时，放入阿胶，小火继续熬煮。

3 待粥烂熟时，放入红糖，搅匀即可。

用法 每周食用2~3次。

温馨提示：脾胃虚弱、食欲缺乏者及体内有痰湿或呕吐、泄泻、感冒发热者不宜食用；对酒精过敏者慎用。

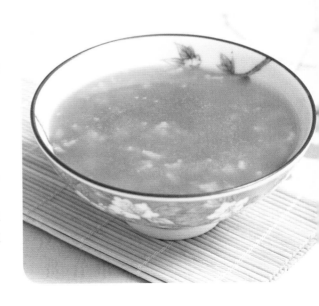

红豆鲤鱼汤，有效去除妊娠水肿

红豆有清热祛湿、利水消肿、清心除烦、补血安神的功效。鲤鱼味甘、性平，入脾、肾、肺经，有补脾健胃、利水消肿、通乳的功效。

红豆搭配鲤鱼，消水肿效果好

中医认为，鲤鱼本身就有利水的作用，和红豆一起煮后，作用更强。许多女性孕期水肿是因为体内运化之力不足导致的，这时喝红豆鲤鱼汤，有利于消肿。

> **TIPS** 妊娠水肿，谨防妊娠高血压
>
> 如在妊娠晚期只是脚部、手部轻度水肿，无其他不适，可不必做特殊治疗。通常晚上水肿会稍重，经过一夜睡眠水肿会有所减轻。如果早上水肿还是很明显，整天都不见消退，最好及早去看医生，以防出现妊娠高血压综合征。

利尿消肿

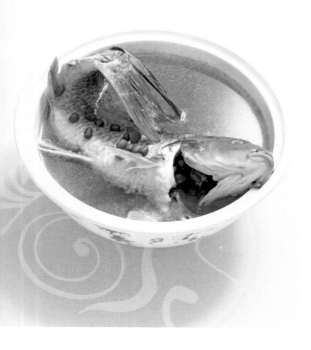

红豆鲤鱼汤

材料 鲤鱼 250 克，红豆 100 克。

做法

1 鲤鱼去内脏及鳞，洗净；红豆洗净。

2 鲤鱼和红豆一起入锅煮熟即可，不用加盐。

用法 每天 1 次，食豆吃肉喝汤，连吃数日。

温馨提示：如果水肿消了，就不用再喝此汤。

孕期烦躁，喝莲子银耳汤清心除烦

怀孕初期，孕妇因体内激素变化，容易精神紧张、烦躁不安。中医认为，孕妇烦躁不安主要是阴血不足、阴虚火旺或肝气郁结引起的，主要症状有烦热、失眠多梦、夜间盗汗等。缓解孕期烦躁，以养心安神为主。

银耳＋莲子，清心除烦的佳品

银耳含有丰富的胶质，具有补脾健胃的功效，适合虚火上升、烦躁失眠、食欲缺乏或虚不受补的孕妇；莲子有养心安神的功效。二者合用煮汤，很适合孕初期烦躁紧张的孕妇。

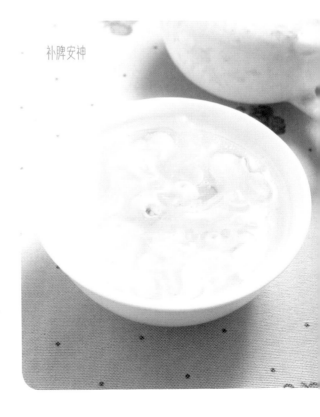

补脾安神

莲子银耳汤

材料 莲子 50 克，水发银耳 30 克。
调料 冰糖少许。
做法
1 将莲子用热水泡发，放入锅中，加适量清水煮汤。
2 待莲子煮烂，再加入水发银耳煮出胶质，随后加入冰糖煮化即可。
用法 每周食用 2～3 次。
温馨提示：银耳受潮易发霉变质，如有酸味或其他异常气味，则不能食用。

产后缺乳，木瓜炖鲫鱼通经下乳

母乳是宝宝最好的营养品，有不少产妇存在产后乳少甚至无乳的情况，可以通过调理，让乳汁充足起来。

产后缺乳的原因是什么

乳汁的分泌与产妇的精神、情绪、营养状况、休息和活动状况都有关系。产后乳汁少或完全无乳，称为缺乳。缺乳可能是由乳腺发育较差、产后出血过多或情绪欠佳等因素引起，感染、腹泻等也可导致缺乳。

木瓜搭配鲫鱼，祛寒通乳功效好

木瓜营养丰富，具有通乳丰胸、消食健脾的作用；鲫鱼含有丰富的蛋白质，具有和中开胃、活血通络的作用。用鲫鱼熬汤，不但能补充营养，还有助于增加奶水，是女性产后很好的滋补品。

活血通乳

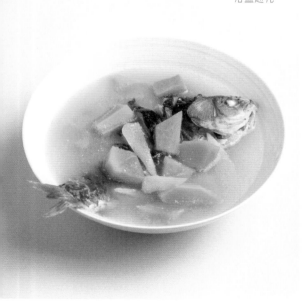

木瓜炖鲫鱼

材料 木瓜片250克，净鲫鱼300克。
调料 盐4克，料酒10克，姜片5克。
做法
1 锅置于火上，倒油烧热，放入鲫鱼煎至两面金黄色后铲出。
2 将煎好的鲫鱼、木瓜片放入汤煲内，加入料酒、姜片，倒入适量水，大火烧开，转小火煲40分钟，加入盐调味即可。

产后腰痛，喝肉桂山药栗子粥缓解

中医认为，如果产后寒湿侵入腰部，可引起肾经痹阻，使腰部气血流通不畅，从而导致腰痛。缓解产妇因寒湿阻络引起的腰痛，散寒祛湿是关键。

肉桂、山药、栗子，驱寒湿暖腰背

肉桂性大热，味辛、甘，归肾、脾、心、肝经，具有补火助阳、散寒止痛、温通经脉的功效，用于宫寒、腰膝冷痛、肾虚作喘等病症。山药味甘，性平，归脾、肺、肾经，有健脾养胃、补肾固精的功效。栗子性温，味甘，入脾、胃、肾经，有养胃健脾、补肾强筋的功效。三者同煮粥食可缓解产后腰痛。

> TIPS / 产后腰痛，穿鞋有讲究
> 产后腰痛的女性不适宜穿高跟鞋，平时要注意保持正确的站立、坐卧姿势。

肉桂山药栗子粥

材料 肉桂、干姜各 10 克，白术 20 克，甘草 6 克，山药 30 克，茯苓 15 克，去壳栗子、糯米各 50 克。

做法
1 先将肉桂、干姜、白术、甘草放进砂锅中加水煎煮，煎 30 分钟后倒出药汁。
2 药渣中加水再煎 20 分钟后将药汁倒出，两次药汁混合后倒入砂锅。
3 砂锅中放入山药、茯苓、去壳栗子、糯米，用小火炖煮成粥。

用法 晚上睡觉前趁热喝 1 碗效果更好。

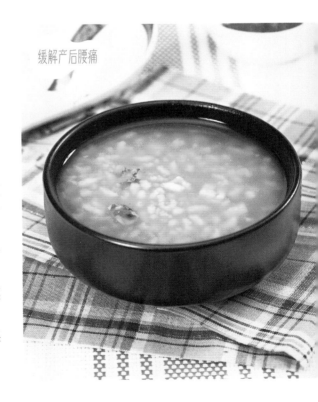
缓解产后腰痛

产后排尿异常，莴笋海蜇皮好吃又利尿

产后发生小便不通或尿频，甚至小便失禁者，统称产后排尿异常。中医认为，产后排尿异常主要是膀胱气化失职所致，临床上将其分为气虚、肾虚、膀胱损伤三种情况。

莴笋、海蜇，促进排尿

莴笋性微寒，味微苦、甘，入脾、胃经，具有清热利水的功效，经常用来调理产妇小便不利等症。海蜇性平，味咸，入肺、大肠经，具有清热、消积、润肠等功效。二者搭配不仅利尿，还有通乳的作用。除了海蜇皮，还可以用口感更脆、价格较便宜的海蜇头。

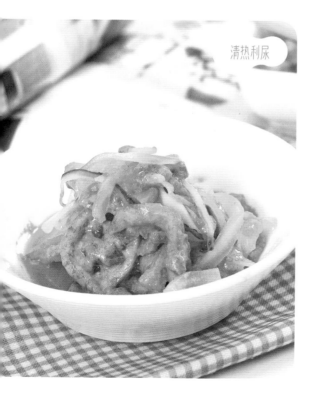

清热利尿

莴笋海蜇皮

材料　莴笋 250 克，海蜇皮 150 克。

调料　芝麻酱 10 克，香油、白糖、盐各适量。

做法

1 将莴笋去皮，切成细丝，用水浸泡 20 分钟后，将水分挤干；海蜇皮洗净切丝，用凉水淋冲后沥干，焯熟后捞出。

2 将莴笋丝和海蜇丝放入碗中，加入芝麻酱、香油、白糖、盐拌匀即可。

用法　每周食用 3~5 次。

沙参玉竹老鸭汤，缓解更年期不适

更年期的女性易出现阴虚或肾虚，肾精无力化血，肝血来源不足，导致肝肾阴虚、气滞血瘀，从而出现各种不适症状。

沙参、玉竹、老鸭一起炖汤，缓解更年期不适

沙参能滋阴生津，玉竹能养阴润燥、生津止渴，老鸭能滋阴补血。三者合用，可养阴补虚，有助于缓解更年期不适。

> **TIPS／枸杞子杜仲茶，缓解更年期烦躁情绪**
>
> 中医认为，出现更年期症状与肾虚或肝气不疏有密切关系，因此调理以滋阴、补肾、疏肝为原则。枸杞子、杜仲均可补肾养肝，枸杞子还有明目、安神的作用，杜仲还可强筋骨。这二者合用泡茶，可缓解更年期不适。

沙参玉竹老鸭汤

材料　老鸭1只，玉竹、沙参各50克。
调料　姜片3克，料酒、盐各适量。
做法

1 老鸭治净，斩成块，放冷水锅中煮开后转小火，撇去浮沫，再稍微煮会儿，撇去浮油。

2 加入适量料酒，把洗干净的玉竹、沙参、姜片一起放入。用小火煲2小时，出锅时加盐调味即可。

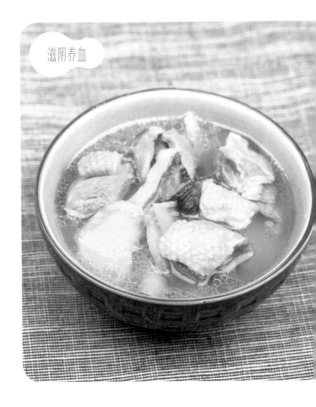

滋阴养血

傅青主开出的四个方子，专治白带异常

正常的白带是无色无味的，对女性的阴道有保护与润滑作用。白带增多或颜色发生改变时，即为白带异常。明末清初的名医傅青主有四个方子，专门用于调理不同原因导致的白带异常。

1 白带色白清稀，用完带汤

表现症状：白带颜色白，质地清稀，有时候像唾液，严重者像乳汁。

傅青主认为这种白带是脾虚肝郁导致的。脾的运化能力下降，湿邪下注，脾气不足，白带固摄不住。治疗这种白带异常，最主要的方法是健脾疏肝、化湿止带，傅青主给出的方子叫完带汤。

> 炒白术、炒山药各20克，党参5克，白芍（酒炒）10克，车前子（酒炒）8克，苍术（制）9克，陈皮1克，黑芥穗、甘草、柴胡各2克。

这个方子重用白术、山药，健脾同时补脾。党参补气，白芍柔肝，柴胡可以疏肝，肝好了，就不会出现肝木克脾土的情况。再用一点车前子，清热利湿，将湿气通过小便排出去。

2 白带颜色黄绿，用易黄汤

表现症状：白带黏稠色黄，像豆腐渣，有腥秽味。

这种黄色的白带是脾肾两虚、湿热下注造成的。黄代表体内有热，白带多意味着湿气重。对于这种白带，要补脾益肾、清热祛湿，傅青主给出的方子叫易黄汤。（详见本章126页）

易黄汤，顾名思义，就是能改变白带的颜色，让发黄的白带回到正常的无色无味。

3 白带颜色偏绿、黏稠，用逍遥丸加减

表现症状：白带颜色偏绿，很黏稠，有腥臭味。

肝经湿热是造成绿色白带的原因。肝气不疏或经常饮酒的女性容易出现肝经湿热。傅青主给出的方子是逍遥丸加减。

茯苓、白芍（酒炒）、甘草各15克，柴胡、陈皮各3克，茵陈、栀子（炒）各9克。

傅青主在这个方子里把逍遥丸中补血的当归和健脾的白术去掉，保留了清肝疏肝的柴胡等药，加入专门清理肝胆湿热的茵陈以及少量疏理肝气的陈皮，再用栀子引热下行，从小便排出。

4 白带颜色发红，用清肝止淋汤

表现症状：白带颜色发红，似血非血，淋沥不断。

带红说明身体里有火，肝里有火。肝为什么会火大呢？因为肝血不足，肝阴亏虚，阴不足而阳有余就是火。所以，治疗时以养阴清肝为主。傅青主给出的方子叫清肝止淋汤。

白芍（醋炒）、当归（酒洗）、黑豆各30克，生地（酒炒）15克，阿胶（白面炒）、粉丹皮各9克，黄柏、牛膝各6克，香附（酒炒）3克，红枣10枚。

这个方子用的全是入肝的药。重用当归、白芍补肝血、滋肝阴。肝肾同源，肝阴亏虚的根本原因是肾阴亏虚，于是用生地、阿胶来滋补肾阴。抚正后要祛邪，用丹皮和黄柏清泻肝火，再用牛膝、香附引药下行。

以上就是傅青主调理白带异常的四个方子，基本上涵盖了常见的白带问题，大家可以将这些方子收藏，在白带出现异常时，可以在专业医生的指导下应用。

杨大夫 ▶ 直播间

答疑女性朋友最关心的健康问题

Q 怕冷的女性平时应该怎么吃?

A 怕冷的女性朋友,平时要适量吃一些牛肉、羊肉、鸡肉、大蒜、辣椒、生姜、桂圆、核桃、红枣等温性食品;炒菜时可以加一些花椒、干姜、葱、蒜等温性佐料。

Q 调理寒性痛经,运用电暖宝可以吗?

A 可以。在月经前一周,每天晚上用电暖宝暖小腹,月经期间哪里疼痛就暖哪里,一直暖到月经结束。这样有很好的止痛效果。

Q 在办公室如何避免宫寒?

A 在办公室常备一件外套或披肩,这样即使夏天在空调房里,也能够保护肩膀;穿裙子时,还可盖在腿上护住腿部尤其是膝盖,避免受凉。

Q 女性经期可以洗头吗?

A 中医认为,头为诸阳之会,月经期间气血不足,头部更容易受风寒,洗头水温不适的刺激可能引发头痛头晕,所以要尽量避免在经期洗头。

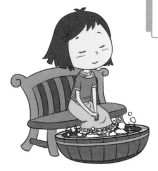

Q 夜晚经常泡脚,对于驱寒有什么帮助?

A 中医认为,脚是人体的"第二心脏",月经期间,直接用热水或加入生姜、艾叶、益母草、红花、盐等泡脚,不仅有助于驱除体内寒气,赶走痛经的"元凶",还可帮助经血顺畅排出。

女人最怕的结节、增生、肌瘤，中医有办法

常熬夜、睡不着，小心结节悄悄滋生

随着现在人们的生活压力加大、节奏不断加快，熬夜已经成为非常普遍的现象，但这是一种非常不好的习惯，会对身体造成很大的损害，还有可能诱发结节。

什么样的情况属于熬夜

很多人觉得，只要睡眠充足就行，于是晚上2点睡，中午12点起。这样是可以保证睡眠时间，但对健康毫无益处。中医里有十二时辰对应十二脏腑的子午流注理论。子午流注理论将一天24小时划分为12个时辰，与人体十二脏腑的气血运行相结合，十二脏腑会在各自的时辰里"值班"。子时（23:00~1:00）为胆经当令，胆主阳木，子时阳气流注于胆中则胆气生发，气血随之流转全身。另外，胆主决断，在子时将胆之阳气通过睡眠沉潜下来，才能保证白天有充足的阳气进行活动、学习、工作，头脑才能保持清醒。因此，晚上最好在23:00之前进入睡眠，否则不利于健康。

为什么结节青睐常熬夜的人

长期熬夜会导致阳气无法收敛，从而影响人的正气，中医讲"正气存内，邪不可干"，若正气亏虚，则难以抵御外邪、疏畅气机，气机郁结、外邪阻滞则容易诱发结节。《素问·阴阳应象大论》有言："阳化气，阴成形。"在人体内，阴阳互根互用，交感互藏，其中阳主动而散，可以将有形之物化为无形之气；阴主静而凝，可以将无形之气凝结为有形之物。其中阴成形最常见的例子便是形成水饮、痰浊之类的有形之物。如果身体阳气虚损，大量阴气积聚体内，阴阳失衡会导致运化失常，容易形成结节。

结节多与气结、痰凝、血瘀有关

我们在日常生活里经常听见"结节"这个词，比如"肺结节""甲状腺结节"等，那么什么是"结节"呢？

从西医上讲，结节病是一种原因不明的非干酪样坏死性上皮细胞肉芽肿炎症性疾病。结节病可发生在身体的多个部位，比如乳腺、肺、肝、皮肤等。从中医角度，结节是如何产生的呢？

结节与气机郁结不畅有关

中医认为："百病生于气也，怒则气上，喜则气缓，悲则气消，恐则气下，寒则气收，炅则气泄，惊则气乱，劳则气耗，思则气结。"肝主疏泄气机，若情绪不畅，则易阻滞气机。如果因情绪导致肝郁气滞，日积月累就容易出现结节。

结节与痰凝有关

中医认为，"气能行水"，日常喝进去的水要经过运化才能变成身体需要的水，这个过程要靠气来推动。如果运化过程出现异常，就会形成"痰"，痰凝日久也容易出现结节。

结节与血瘀有关

中医认为"气能行血""气行则血行，气滞则血瘀"，血液的运行是靠气来推动的，如果因为气虚或者气郁导致血瘀，那么相应的部位就容易出现结节。

结节多与思虑过度、情志不舒等因素息息相关

女性的诸多疾病都与肝气不疏、肝气郁滞、肝失条达有着密切的关系。

思虑过度，导致脾运化失序，从而形成结节

在五行属性中，五志分属于五脏，思对应脾，因此过度的思虑会导致脾气郁结，脾胃主运化水谷、化生营气，如果脾气郁结，运化之力会减弱，导致有形之物堆积，从而使身体产生结节。

情志不舒，影响肝气疏泄，最终形成结节

肝主疏泄，肝气运行能够保持全身气机疏通、畅达，保证情志的调畅。如果情志长时间不舒，会影响肝的正常疏泄功能。

《血证论》曰："木之性主于疏泄……肝属木，木气冲和调达，不致遏郁，则血脉得畅。"若肝失疏泄，则肝气郁结、血脉不畅，导致气机郁滞，最终形成结节。

所以日常尽量减少不必要的思虑，保持心情舒畅。可以通过与朋友聊天、写日记或者做自己喜欢的事情来排解情绪，预防结节。

借肝的疏泄调整心态，防结节

中医学里，肝主疏泄，胆主决断，肝胆调和则气血通达，心情才能舒畅。所以养肝保肝，使肝气保持条达是七情调和、心情舒畅的重要途径。肝主升发，所以如果心里有不舒畅的情绪，可以在早上太阳出来时，面向东方，借肝气升发、阳气上升之际呼喊、歌唱，让心中的不快发泄出来，这样有助于调整心态，预防结节发生。

消结节，先调肝理气

如果身体里已经有了结节，那又该怎么办呢？首先结节的形成是因为气机郁结，所以治疗的核心思路就是调肝理气。

肝的疏泄功能恢复正常，结节自然消散

肝主疏泄，具有疏通、畅达全身气机的作用。人体的各种生理功能都依赖于气的升降出入运动，因此当肝气疏泄功能正常时，气机调畅，气血调和，经络通利，结节自然可以消除。

调理肝气两大关键：少生气，少熬夜

保证情绪舒畅。肝在志为怒，肝的功能与生气关系密切，人生气的时候肝气上逆，血随气逆，会导致肝气郁结或气机不畅。生活中遇到让人生气的事时，可以先深呼吸，仔细思考一下是否有必要生气，调节自己的情绪。

少熬夜。前面有提到，熬夜时首先伤到的是胆气，而胆和肝是相互表里的，并且在胆当值之后便是肝当值，熬夜会使肝血失养。《素问·五脏生成篇》指出"人卧血归于肝"，在睡眠时肝血回流，藏于肝，才能进一步濡养身体。

如果已经确定了身上有结节，最好在专业医生诊疗的基础上，辅以一些疏肝理气的养生习惯，这样能够更快康复。

TIPS／茶饮疏肝养肝效果好

平时如果需要调肝理气，那么可以适当喝一些养肝疏肝的代茶饮，比如枸杞子菊花茶。枸杞子能够滋补肝肾、益精明目，菊花可以平肝明目。这两味药都是调理肝气郁结的好手，在春季，也就是肝所对应的季节饮用效果更佳。

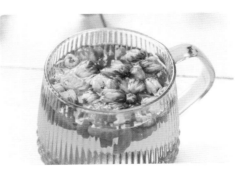

枸杞子菊花茶：疏肝理气，明目

如何发现身体中长结节的小信号

结节的主要病机是气机郁结，导致身体产生各种病理产物，最终形成结节，那么如何知道自己是否长结节了呢？

从"阳化气、阴成形"角度捕捉结节小信号

结节的形成是因为"阳化气"不足，"阴成形"太过，因此有形之物相互结聚，在身体各处形成结节。通常来说，脾肾阳虚和脾肺气虚容易产生结节。

脾肾阳虚形成结节的过程	脾肾阳虚 ➲ 身体运化失常 ➲ 产生痰浊、瘀血等阴邪 ➲ 凝聚于肺和颈部 ➲ 肺结节、甲状腺结节形成
肺脾气虚形成结节的过程	肺脾气虚 ➲ 宗气不足、抗邪能力下降 ➲ 邪气入侵体内，形成结节

可以看出，阳气不足是结节产生的根本原因，因此当身体出现阳气不足的症状时，就要引起重视，并警惕结节的形成和发展。

从病理产物角度捕捉结节信号

中医认为，形成结节的病理产物为痰和瘀。

痰在体内积聚的症状	无形之痰在体内积聚 ➲ 头身困重、胸腹满闷、食欲差、眩晕等症状
瘀血内阻的症状	瘀血内阻 ➲ 身体某处固定的疼痛、形成肿块，在外表现为口唇、指甲紫青，面色黧黑，舌下络脉怒张或者舌边有青紫色的条状线、出现瘀血点等症状，女性经血出现血块

当身体明确出现痰证、瘀证的表现时，就需要警惕结节的形成，及时就医。

脖子上有结节、囊肿、脂肪瘤，可以试试这个药

脖子上的肿物在中医里被称为"瘿病"，瘿是颈前、结喉两侧肿块性疾病的总称，这些肿块一般可以随着吞咽动作上下移动。

脖子上的肿物，原来是这些原因引起的

临床上瘿病多与患者的情绪不畅、肝气郁结、肾阴不足有关，因此在治疗的思路上一般为理气解郁、活血祛瘀、化痰软坚、清热化痰。

夏枯草，散结消肿的良药

有一味药对瘿病有非常突出的效果，它就是夏枯草。夏枯草味苦、辛，性寒，功效清肝泻火、散结消肿，主治目赤肿痛、头痛眩晕、瘰疬、瘿瘤。夏枯草冬至生长，到夏至之日，全株枯萎，故名夏枯草。如果发现颈部有可触及肿物，并且伴有头疼、发热、咽喉有异物感、胸闷不舒、舌红苔黄或薄腻，可以在正规治疗的基础上加上夏枯草代茶饮。

夏枯草饮：改善颈部结节

材料： 夏枯草5克。

做法： 夏枯草洗净，放入杯中，冲入沸水，加盖闷泡5~10分钟，待水温稍冷却后即可。

用法： 代茶饮用。有条件还可以将夏枯草放入茶壶中，加水熬煮10~15分钟后再饮用。

温馨提示： 使用此方前，要详询专业医生，先辨证再使用。夏枯草性寒，会伤及脾胃，因此脾胃虚弱，如腹泻、消化不良、胃痛的人不宜使用。

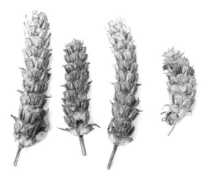

没有排解的压力，
容易变成乳腺结节和肿瘤

忙碌、焦虑、情绪波动在现代生活越来越常见，这些都可能会对身体健康产生不良影响，尤其是女性的乳腺健康。

情绪和压力对于乳房、乳腺的影响不可忽视

《黄帝内经》中说，在女子"二七"（即14岁左右）之时，肾气盛而天癸至，开始正常来月经，同时乳房也开始发育，因此肾气的盛衰与乳房的健康息息相关。足厥阴肝经横膈，布胸胁绕乳头而行；足阳明胃经行贯乳中，这两条经络都经过乳房。肝是调畅情志的关键之脏，而脾胃主思，思则气结，所以如果经常情绪不畅、思虑过多，很容易导致气血失调，形成气滞、血瘀、痰凝，阻滞在乳房。

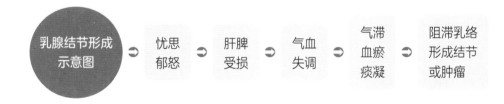

乳腺结节形成示意图 ⇨ 忧思郁怒 ⇨ 肝脾受损 ⇨ 气血失调 ⇨ 气滞血瘀痰凝 ⇨ 阻滞乳络形成结节或肿瘤

乳房出现肿块，该怎么办

1. 去医院检查时，要重点关注肿块的位置、形状、质地、边界和表面是否光滑清晰、能否活动、有无痛感。

2. 检查乳房的时间最好选择在月经来潮的第7~10天，这段时间是乳房生理状态最为平稳的时期。如果检查发现结节的数目较多、边界不清、表面不平、质地偏硬且推之不动，甚至出现乳头溢液、溢血，则要警惕乳房恶性肿瘤的发生，要及时就医。

红枣菊花粥，调理气血通乳络

乳腺增生的主要症状有经前或经期乳房一侧或双侧胀痛、刺痛，或刀割样痛，并可向胸前区、胸侧、腋下放射，月经来潮后或经净后疼痛锐减或消失。

乳腺增生多与脏腑失调、气血失和有关

中医认为，乳腺增生的发生多与脏腑功能失调、气血失和有关，是气血凝滞形成的。若人体受寒，气血运行不畅，瘀滞于经脉，乳房脉络瘀阻，易形成乳腺增生；如果气血失和，乳房长期得不到气血滋养，也易形成乳腺增生。

红枣、菊花，疏肝郁、调气血

红枣可以补血，菊花可以平肝清火，二者一起食用可以调理气血、畅通血脉，缓解肝气郁滞引起的乳腺增生。

红枣菊花粥

材料 红枣 30 克，大米 100 克，菊花 10 克。

调料 红糖 10 克。

做法

1 大米洗净后用清水浸泡 30 分钟；红枣洗净后放入温水中泡软；菊花洗净后控水待用。

2 锅内放入大米、红枣和适量水，大火煮沸后改小火，熬至粥熟，放入菊花略煮，再放入红糖搅匀即可。

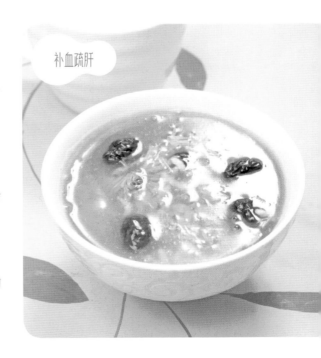

补血疏肝

乳房出现这三个信号，及早防治保健康

乳房疼痛

乳房疼痛是常见的乳房症状，分许多种，例如胀痛、刺痛、烧灼痛等，如果出现周期性的胀痛，例如月经前乳房胀痛、哺乳期胀痛等，则不必太担心，这些都是正常生理现象。除经前、哺乳期等周期性的乳房疼痛外，其他情况引起的乳痛需要格外重视。

乳房肿块

乳房肿块一般能够摸出来，这里教给大家一个检查乳房的手法。用右手触摸右侧的乳房，四指并拢，手指微弯，从外下方开始，轻轻地触按，然后沿着乳头外缘，按照外下方、内下方、内上方、外上方的顺序触摸，可以循环多按几次，就能够发现是否有较小的肿块。左侧乳房则用左手以同样的方法检查。

乳房肿块大部分都是良性的增生、纤维瘤或脂肪瘤，不必过于担心，只有少部分是恶性肿瘤。如果发现乳房有肿块，要去医院检查诊断，排除恶性肿瘤的隐患。

乳头溢液

乳头溢液分为生理性溢液和病理性溢液，需要进行区别。生理期、哺乳期、性生活前后出现少量的溢液，是因人体激素水平变化引起的，属于正常的生理现象。而血性溢液（溢液为红色或褐色）则需要引起重视，立即就医，因为这是乳腺癌的特征性表现。

乳腺不通结节生，
玫瑰陈皮红枣饮来帮忙

随着生活节奏加快、工作压力增加，乳腺结节已成为妇科常见病和多发病。

乳腺结节是什么原因引起的

中医认为，女子以血为本，而肝主藏血、主疏泄，性喜条达恶抑郁，如果压力过大、生活作息不规律，容易导致肝的藏血、疏泄功能失调；再加上郁怒伤肝、肝郁气结，气血运行不畅通，瘀阻乳络就会形成乳腺结节。调理时应该在疏肝解郁的基础上，辅以健脾化痰散结。

玫瑰、菊花、红枣、陈皮一起泡茶，可以改善乳腺结节

玫瑰有疏肝解郁、软坚散结的功效；菊花有清肝明目的作用；红枣有健脾益气的作用；陈皮可以理气健脾、燥湿化痰。四种药材一起搭配食用，对乳腺结节有调理改善作用。

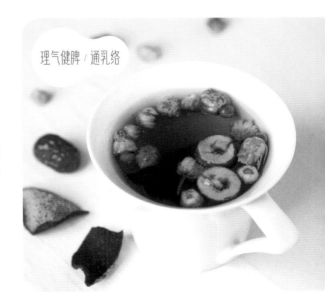

理气健脾 / 通乳络

玫瑰陈皮红枣饮

材料　玫瑰花、菊花各 10 克，陈皮、红枣各 5 克。

做法　以上四种药材清洗干净，放入杯中，用热水冲泡，闷 20 分钟即可。

用法　当茶饮用，每日 1 剂。

温馨提示：孕妇不宜饮用。

省钱的茶饮方，解决女性常见乳腺疾病

乳腺方面的疾病，治肝是第一要务

肝经循行经过乳房，所以许多乳腺方面的疾病都是肝气不疏、肝气郁结导致的。肝气不疏会使肝的疏泄能力下降，邪气就会凝聚在乳房，形成乳腺增生、乳腺结节、乳腺纤维瘤。治疗时可以先破气，去除瘀血，最后软坚散结。

一道寻常验方，专调乳腺问题

中医有一个很普通的小验方——甘草三橘饮，对调理乳腺问题很有帮助。该方主要有四种药材组成：橘叶、橘皮、橘核、甘草。其中前三味药材都走肝经，能够疏肝理气，加强肝的疏泄能力。甘草可调和药性，清热解毒。

疏肝解郁 / 呵护乳腺

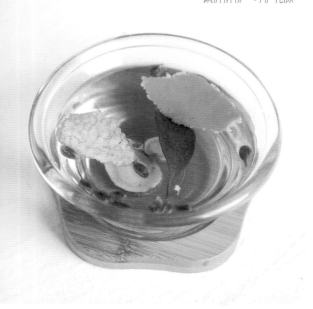

甘草三橘饮

材料　橘叶、橘皮、橘核各10克，甘草5克。

做法　上述药材清洗干净，用沸水冲泡15分钟即可。

用法　代茶饮。

温馨提示： 方中的橘皮不是陈皮，橘皮破气散结的功效更强。注意不要用铁器泡茶。

让女人头疼的乳腺增生，用蒲公英能改善

从中医的角度，乳腺增生叫作乳癖，一般是由于痰瘀血瘀所致，也和情绪导致的肝气郁结有关。所以改善乳腺增生最好的方法是疏肝理气、化瘀散结。对于改善乳腺增生，中医常用的一味药是蒲公英。

蒲公英有清热解毒、消肿散结的作用

中医认为，蒲公英有清热解毒、消肿散结、利湿通淋等作用，对改善乳腺增生、乳腺炎很有效。蒲公英既可以外敷在乳房肿痛处，也可以制成药膳食用。

蒲公英外敷：缓解乳腺增生

材料：鲜蒲公英 5～10 克，保鲜膜 1 张，医用绷带适量。

做法：将鲜蒲公英捣烂，加适量凉白开调成糊状，直接敷于肿胀疼痛处，外覆保鲜膜，用绷带包扎固定。

用法：每日换药 1 次。

蒲公英绿豆粥

材料 绿豆 60 克，大米、干蒲公英各 15 克。

做法

1 干蒲公英用水泡软，洗净，切碎；绿豆洗净，用水浸泡 2 小时；大米淘洗干净，用水浸泡 30 分钟。

2 锅置火上，倒入适量清水，放入蒲公英碎，大火烧沸，改用小火煮 10～15 分钟，去渣留汁，加入绿豆和大米煮至熟烂即可。

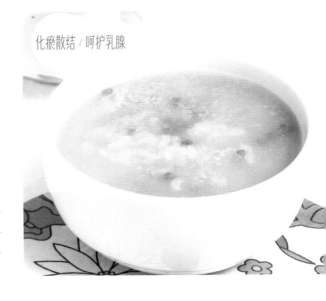
化瘀散结 / 呵护乳腺

乳房胀痛、乳腺增生，按摩帮大忙

日常生活中因遇到不顺心的事而情绪不佳，如果没能及时排解，必然会导致肝气不疏、气机瘀滞，阻塞气血循行，时间一长容易乳房胀痛。经常按摩以下穴位，可以疏通乳房气血，预防乳腺增生。

按揉膻中穴，活血通络

取穴：前正中线上，两乳头连线的中点即是膻中穴。

方法：除拇指外其余四指并拢，用指腹轻轻按揉膻中穴 1～3 分钟。

功效：膻中穴有活血通络、行气解郁的功效，可预防乳腺增生。

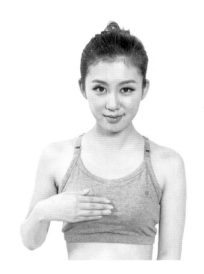

按揉期门穴，健脾疏肝

取穴：仰卧或正坐位，在胸部锁骨中线与第 6 肋间隙交点处，前正中线旁开 4 寸即是期门穴。

方法：用食指指腹着力向下按揉期门穴 10～15 分钟。

功效：期门穴有健脾疏肝、理气活血的功效，按揉期门穴可缓解乳腺疼痛。

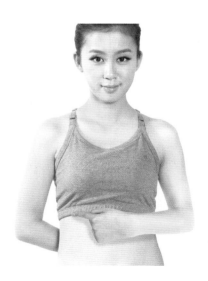

黄花菜猪蹄汤，乳腺炎初期效果好

乳腺炎是产褥期的常见病，通常是指乳腺急性化脓性感染，最常见于哺乳女性，尤其是初产妇。病菌一般从乳头破口或皲裂处侵入引起感染。中医认为，产妇产后情志抑郁，肝气郁结，日久化火，易发乳腺炎。

乳腺炎的临床表现

乳腺炎的主要临床表现有：乳房胀痛，畏寒发热，局部红、肿、热、痛，触及硬块。

黄花菜搭配猪蹄，清热消炎

黄花菜配猪蹄做汤，有安神解郁、清热消炎的作用，可辅助调理乳腺炎。

黄花菜猪蹄汤

材料　干黄花菜 50 克，猪蹄 200 克。

调料　清汤、料酒、盐、姜片、葱段各适量。

做法

1 将黄花菜泡好去根，切段；猪蹄治净，放沸水锅中煮 5 分钟，捞出。

2 起火上锅，放猪蹄及所有调料炖 1 小时后，加入黄花菜段，炖至猪蹄肉熟即可。

用法　每天 1 次，吃肉喝汤。

温馨提示：适用于乳腺炎初期未成脓的女性食用。

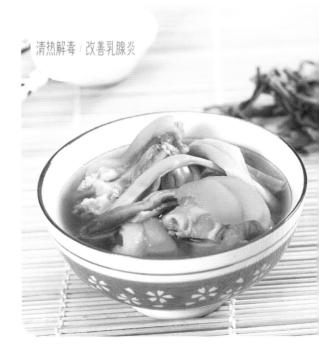

清热解毒 / 改善乳腺炎

常做乳房保健操，消炎止痛好得快

乳腺炎初期，可以做一做乳房保健操，配合外敷消炎，加速病情好转。这套操主要是通过外力疏通乳房内瘀滞的地方，起到消炎止痛的作用。这套操有三组动作，可以一起做，也可以单独选一组动作做。

1 推抚操

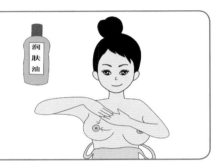

坐在椅子上，让胸部充分袒露出来，双乳涂上按摩膏或者润肤油。用双手的全手掌，从乳房四周根部沿着乳腺管向乳头方向抚推 50～100 下。

2 揉压操

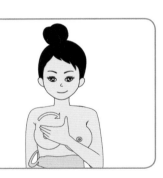

坐在椅子上，让胸部充分袒露出来，双乳涂上按摩膏或者润肤油。以手掌上的鱼际为着力点，在红肿胀痛处轻揉，有硬块的地方可以反复多揉几次，直到感觉肿块柔软为止。

3 振荡操

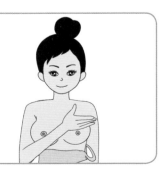

坐在椅子上，让胸部充分袒露出来，双乳涂上按摩膏或者润肤油。以右手小鱼际为着力点，从乳房有肿块的地方，沿着乳根向乳头方向快速振荡推赶 3～5 遍，以局部感觉微热为佳。

常喝青皮饮，通络化瘀，远离乳腺癌

乳房的疾病在预后方面有一个特点：早期发现并治疗都能取得良好的疗效。所以越早发现并调理，可以预防乳腺癌的发生。调理早期的乳腺结节，可以用朱丹溪的青皮饮。

青皮最擅长散肝之郁结

青皮就是橘子尚未成熟的小果上的皮，走窜性很强，最善于疏肝破气、消积化滞。其色为青，青色又入肝，因此散肝之郁结效果好。乳腺结节其实是一种郁结的包块，由气、血、痰凝结而成。青皮的功效正好适用这种病机，因此只用一味就有良效。

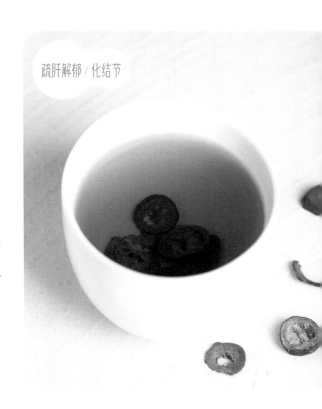

疏肝解郁 / 化结节

青皮饮

材料 青皮 10 克。
做法 青皮清洗干净后，用水煎服。
用法 代茶饮用，一日 1 次。
温馨提示：青皮在气滞时可破气，无气滞时则会损伤正气。因此服用的时候要适度，中病即止，不要久服，以免伤身。

预防乳腺癌最简单的办法——
在阳光下扩胸

经常在阳光下做扩胸运动是中医振奋胸阳的最好办法，这样做可以预防乳腺癌。

中医的"阳气"指什么

中医的"阳气"指的是身体的功能和能量，"胸阳"是聚集于胸部的阳气，而胸部有人体的重要器官，其中重要的就是心肺和乳腺。

胸阳不振，会影响乳房健康

乳房的健康需要气血充足。如果胸阳不振，气血就会受到影响，乳房的气血供应就会不足。

在中医里乳腺癌属于"阴邪"，罹患此病者多为怕冷、长期虚寒的体质。因为局部的气血不足，需要的营养运不过去，代谢废物无法排出，蓄积下来，就形成了肿瘤。

阳光下扩胸，补充阳气

每天在阳光下扩胸 20 分钟，是最好的振奋胸阳的方法。因为晒太阳是最直接的阳气补充，而扩胸则可使循行在胸部的各条经络充分舒展，推动气血运行，最大可能地减少气血瘀阻。

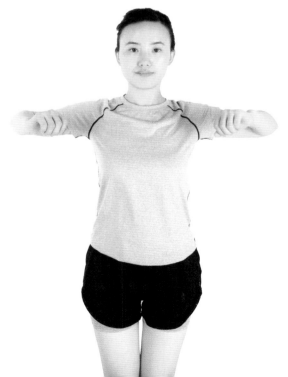

子宫肌瘤未必都需切除

现实生活中，我们往往谈"瘤"色变，有很多女性看到自己体检报告单里有子宫肌瘤，就会非常紧张。子宫肌瘤到底是怎么来的？是否一定要切除呢？

子宫肌瘤大多属于良性肿瘤

从西医角度来说，子宫肌瘤是常见的生殖系统病变，虽然名字中有一个"瘤"字，但本质上属于良性肿瘤。目前临床仍无法完全明确子宫肌瘤的发生原因，但主流观点认为，子宫肌瘤的发生与基层细胞组织和性激素的相互作用有关。子宫肌瘤是一种对激素有很大依赖性的肿瘤，高激素水平的育龄期女性更容易发生子宫肌瘤，而处于绝经后的女性雌激素水平大幅度降低，子宫肌瘤将会变小。此外，神经中枢可以调控卵巢功能与激素代谢，因此子宫肌瘤的发生也与神经中枢功能异常有关。

从中医角度来说，子宫肌瘤大多与"瘀"有关，气滞血瘀是其主要病机。"气行则血行，气滞则血凝"，女性若因情志不调，导致气郁、气结、气逆，使血行受阻，凝聚胞宫，形成癥瘕，即为子宫肌瘤。

子宫肌瘤未必都要切除

治疗子宫肌瘤主要有药物和手术两种方法，采用哪种治疗措施需要根据患者以及肌瘤的情况而定。无明显症状的子宫肌瘤患者定期监测并采取相应的中西医药物治疗即可，如果有以下情况出现，则更适合手术治疗。

1. 子宫肌瘤导致反复流产、造成不孕的。

2. 子宫肌瘤直径大于等于 4 厘米，且有生育需求的。

3. 子宫肌瘤导致不正常出血、贫血，经药物治疗没有效果的。

4. 绝经后子宫肌瘤继续生长，疑有恶变的。

5. 子宫肌瘤过大，压迫直肠、膀胱引发系列症状，严重影响生活的。

香附郁金汤消滞散瘀，辅治子宫肌瘤

子宫肌瘤多发于 30 ~ 45 岁的女性，据统计，30 岁以上的女性 20% 患有多发性子宫肌瘤。绝大多数子宫肌瘤患者不会影响身体健康，但是一部分子宫肌瘤患者会有不孕现象。不过也不要过于担心，大多数子宫肌瘤没有恶化为癌症的可能。

子宫肌瘤的症状有哪些

1. 痛经忽然加重，经血量变多，经期变长，出现不规律阴道出血。
2. 手脚、小腹发冷。
3. 常感觉疲惫无力、下腹坠胀、腰背酸痛等。
4. 大便次数增加或大便不畅。

子宫肌瘤在发病初期没有任何特别症状，只有少数女性能感觉出来。当肿瘤变大时，才会出现上述症状。

抑郁女性多发子宫肌瘤

中医学理论讲情绪对子宫肌瘤的影响时提到："气滞，七情内伤，肝失条达，血行不畅滞于胞宫所致，表现为下腹痞块，按之可移，痛无定处时聚时散，精神抑郁，胸胁胀满"。因此，子宫肌瘤多为情志导致气滞引起。

对于气滞引起的子宫肌瘤，可以选择两味中药来辅助调理，一为香附，二为郁金。香附能够疏肝理气，郁金可以行气活血。

香附郁金汤：疏肝，理气，活血

材料：香附 10 克，郁金 15 克。
做法：将两种药材清洗干净，水煎服。
用法：每日 1 剂。

香附
疏肝理气

郁金
行气活血

直径小于5厘米的卵巢囊肿一般没大事

卵巢囊肿是生长在卵巢内或表面的肿块，肿块内可能是液体或固体，也可能是固液混合体。卵巢囊肿发生初期体积较小，一般为豌豆大小，随着病情加重会越来越大，这时会引发各种并发症状。如卵巢囊肿变大、感染、出血、破裂时，患者会有明显的剧痛、呕吐、发热等症状。

并非所有的卵巢囊肿都很严重

卵巢囊肿可分为生理性和病理性的。生理性囊肿通常和月经周期有密切的关系，其中以滤泡囊肿和黄体囊肿最为常见。正常情况下，女性每个生理周期卵巢中都有一批卵泡被征用，进入发育的训练阶段，它们争相长大，其中发育最优秀的卵泡（优势卵泡）被选中排卵，其余不够成熟的卵泡就逐渐萎缩退化。如果不成熟的卵泡闭锁后没有退化，或者成熟卵泡没有排出卵子而发生了闭锁，卵泡液潴留便形成了囊肿（卵泡囊肿）。成熟卵泡排出卵子后会形成黄体，黄体腔内出血或有血浆渗出，可增大成为黄体囊肿。卵泡囊肿或黄体囊肿多为单侧，壁薄光滑（≤6厘米）。不管是排卵前还是排卵后，都有可能出现生理性囊肿。生理性卵巢囊肿直径一般为1~3厘米，大多会自行消失，不需要治疗。

生理性囊肿大多不需要特殊处理

生育年龄女性如果囊肿直径小于5厘米，又无证据提示肿瘤的话，多为生理性囊肿，可以等下次月经周期结束后再次复查，观察期间禁止剧烈运动、挤压等，避免囊肿破裂、扭转。随诊检查3个月经周期，如果发现囊肿缩小或未增大，可根据情况调整检查间隔时间。如果卵巢囊肿大于5厘米或者经过3个月经周期随诊，囊肿没缩小反而增大，以及青春期前的女孩或绝经后女性出现的卵巢囊肿，都需要进一步辅助检查。

卵巢囊肿？别怕，消囊汤能治它

卵巢囊肿属于中医学中"癥瘕"的范畴，古代医家多从气滞血瘀、水湿痰阻、脾肾阳虚、湿热瘀阻等角度进行论治。其主要病机为五脏功能紊乱失调，脾脏病症引发湿盛且积聚成痰，痰瘀交阻而引发囊肿。

调治卵巢囊肿，以疏肝理气、活血化瘀、软坚散结为主

目前对卵巢囊肿的治疗多采用药物疗法，中医中药调理效果显著，比如消囊汤，其调理原则以疏肝理气、活血化瘀、软坚散结为主，汤中柴胡、香附疏肝理气，桂枝、白芍调和营卫，当归、丹皮、赤芍、桃仁活血化瘀，白术、泽泻、茯苓健脾利水，海藻软坚散结，诸药合用，共奏健脾利水、活血疏肝之效，以助囊肿消散。（用前请咨询医生）

消囊汤：卵巢囊肿的"克星"

材料：桂枝 12 克，柴胡 10 克，香附 10 克，当归 6 克，白芍 10 克，丹皮 20 克，赤芍 20 克，桃仁 20 克，白术 15 克，茯苓 15 克，泽泻 20 克，海藻 20 克。

做法：水煎服。

用法：每天 1 剂。

温馨提示：实际应用时可根据患者具体情况进行加减，血虚者补加当归 10 克，气虚者补加党参 10 克，有瘀血者补加三棱、莪术各 8 克，湿重者补加苍术 8 克等。

禁忌：对方中药物过敏者及平素气血亏虚者忌用。

> **TIPS / 消囊汤并非一成不变之方**
> 消囊汤并非一成不变之方，也并非适合每一位患者，中医药以"辨证论治"为特色，强调随证加减，所以患者在治疗时应当向中医师咨询，以获得更好的疗效。

卵巢癌最容易发生在停经后

卵巢癌是女性常见的一种恶性肿瘤，该疾病可以发生在任何年龄。不同类型的卵巢癌，发病年龄分布不同，其中以卵巢上皮癌最多见，其高发年龄通常在50～60岁，多见于绝经后女性。卵巢癌是女性三大恶性肿瘤中死亡率最高的。由于缺乏高效敏感的筛查手段，70%的患者就诊时已处于晚期。中晚期卵巢癌常常会在患者腹腔发生播散性转移，因此患者在2年内的复发率可达70%，5年生存率不足三成。

中医和西医怎么看待卵巢癌

从西医角度来说，肿瘤是因为人体的异常细胞受到刺激以后变异所致，因为女性绝经以后抵抗力减退，身体不能正常执行防御功能，就会导致异常细胞出现恶化而发生肿瘤。

中医本无卵巢癌病名，卵巢癌属于中医"癥瘕""瘕积""肠覃"范畴。中医认为阳气是生命的原动力，癌症的形成是由于人体正气虚衰，主要是阳虚无力推动血行则成瘀，不能助湿运化则聚湿成痰，邪气久而化热毒，瘀血、痰湿、热毒积聚胞宫，久为癥瘕。《素问·上古天真论》有言："五七，阳明脉衰，面始焦，发始堕。"根据中医女子"七七理论"，女子从"五七"（35岁）开始，阳明经脉不足，阳气逐渐衰弱，成为阳气由盛转衰的时间节点。临床数据亦证实卵巢上皮癌多发于40～60岁，这与"五七"之后女人阳气转虚有关。卵巢位居下焦，而寒湿有趋下的特点，故其极易受寒、湿等致病因素影响。寒与湿为阴邪，易伤阳气，长期侵犯卵巢，久则寒凝血瘀，湿聚成痰，最终导致肿瘤。

如何预防卵巢癌

对于卵巢癌的预防，首先要有健康的生活习惯，健康饮食，戒烟戒酒，增加运动，保证充足的休息，同时也要积极调整自身的情绪，健康良好的情绪是预防卵巢癌的关键。如此可以减慢自身阳气衰减的速度，同时保持气机的舒畅，减少卵巢癌发生的可能。此外，对于年龄较大的女性，定期的体检也是必不可少的。

保养卵巢、防癌变，就喝黄豆丹参汤

卵巢位于盆腔深部，无法直接窥视，一旦癌变不易察觉，就诊时大多已是晚期，因此被称为"沉默的杀手"。所以在日常生活中，对卵巢的保养十分重要，平常可以多喝黄豆丹参汤来达到食养的目的。

黄豆 + 丹参，活血养肝，呵护卵巢

丹参味苦微温，可活血化瘀、清心除烦、排脓止痛，故有"一味丹参，功同四物"之称。现代医学研究证实，丹参能够有效地提高人体超氧化物歧化酶活性，使人体对自由基的清除能力增强，减少细胞、组织、脏器的变性和破坏。

黄豆性平，味甘，有健脾宽中、益气和中、生津润燥、清热解毒之功。现代医学研究表明，黄豆中的磷脂可除掉附在血管壁上的胆固醇，维持血管弹性并可防止肝脏堆积过多脂肪。黄豆含大豆异黄酮，可增强巨噬细胞功能，使脾脏生成免疫球蛋白的作用增强，外周血淋巴细胞含量增多。

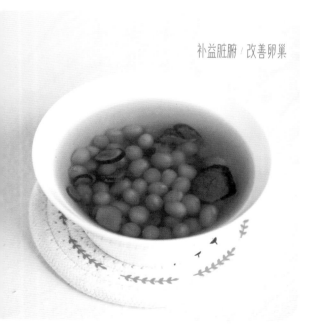

补益脏腑 / 改善卵巢

黄豆丹参汤

材料 黄豆 50 克，丹参 10 克。

调料 蜂蜜适量。

做法

1 丹参洗净；黄豆洗净用水浸泡 2 小时，捞出备用。

2 将黄豆倒入砂锅内，放入丹参，加适量水，煲至黄豆烂，加蜂蜜调味即可。

用法 每日服用 1 剂，7 天为一个疗程。服用前可将丹参拣出。

常喝甘麦二枣粥，预防甲状腺结节

甲状腺结节是指甲状腺内类似肿块的物体，会随着我们吞咽的动作而上下移动。现代女性患甲状腺结节的概率很高，在单位体检的时候，会有许多人查出患有此病。

甲状腺结节有哪些危害

临床上有多种甲状腺疾病，如甲状腺退行性病变、炎症、自身免疫力低下以及增生物等，其外在表现都是结节。甲状腺结节可以单发，也可以多发。多发结节比单发结节的发病率要高，但单发结节癌变的概率较高。

甲状腺结节多由气滞血瘀引起

中医认为，甲状腺结节大多是由于患者气滞血瘀所致，如果心烦抑郁，情志不舒，会导致肝气郁结，长期的肝气郁结会横逆犯脾，使脾失健运，痰浊内生，痰气互结循经上行结于喉结之处，形成甲状腺结节。因此，改善甲状腺结节以疏肝健脾、消肿散结为主。调理甲状腺结节有一个不错的食疗方——甘麦二枣粥。该方中甘草可以补脾益气、清热解毒；小麦能够除热消肿；红枣能补脾益气；酸枣仁可以补肝生津；粳米能够健脾益气。

甘麦二枣粥

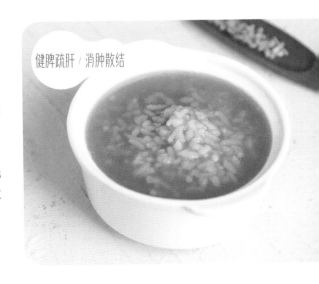

健脾疏肝 / 消肿散结

材料 甘草 20 克，小麦 50 克，红枣 10 克，酸枣仁 15 克，大米 100 克。

做法

1 将甘草、小麦、红枣、酸枣仁洗净，放入砂锅中加适量清水，大火煮沸后，转小火煎 20 分钟。
2 去渣留汁，加入大米煮成粥即可。

肺结节女人的背后，
大多有一段肝气不疏的病史

引发肺结节的病因比较多，比如空气污染、厨房油烟、吸烟等。但是这些都是外界的诱因，关键还是身体内部出现了问题。

肺结节的内因，就是肝气不疏

肺部出现结节的内因，最常见的是肝气不疏。什么是肝气不疏？简单来说就是情绪不佳、焦虑、郁闷、不开心。

肝属木，主疏泄，负责疏通身体的气血经络。如果情绪郁闷，肝气就不能疏泄，出现郁滞，这就是致病根源。

那么为何会发病在肺呢？因为肝属木，肺属金，金克木，一旦肝气郁滞严重，会反向犯肺，这叫肝木反侮肺金。

肺部有结节的女性，基本都有感情创伤和压力大的情况

临床上多见的患有肺部结节的患者，基本都有感情创伤和压力大的情况。尤其是女性肺结节患者都有明显的肝气不疏的症状，其病根都在于情绪不良。

肝气不疏的原因大多有三种：

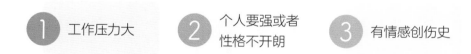

中医认为，人是一个整体，心理上的压力同样会影响身体健康。

肺部有结节的女性，为什么容易失眠

肺部有结节的人最主要的症状就是失眠，有的人彻夜难眠，有的人早晨醒得很早，醒来就难以入睡。这其实都是肝气不疏所致，因为3点到5点是肺经当令，有肝气犯肺的人就会早醒。

敲打肺经，可缓解肝气犯肺症状

由肝气不疏导致的肺部不适，可试试敲打肺经。肺经在哪里？在胳膊内侧面有一条线，肺经就是贴着内侧这条线走的，日常可以敲打或按揉这条线上的痛点。坚持一段时间，症状就会得到改善。

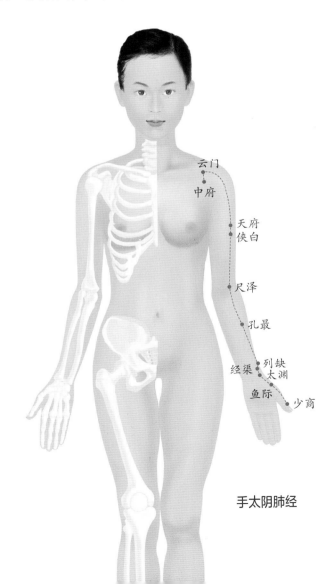

云门
中府
天府
侠白
尺泽
孔最
列缺
经渠
太渊
鱼际
少商

手太阴肺经

杨大夫 ▶ 直播间

答疑女性朋友最关心的健康问题

Q 有没有自己鉴别乳腺增生的方法?

A 大家可以利用自检的方法,触摸一下乳房,如果两侧乳房发现大小不等的肿块,可被推动,一般是乳腺增生所形成的结节。

Q 为什么说乳腺增生是一种"情志病"?

A 乳腺增生多和不良情绪如焦虑、生气、抑郁有关,所以最好的预防方法是尽量调整自己的心态,保持心情放松。遇到不开心的事情,要学会转移注意力,生活中没有过不去的坎,自己的健康最重要。

Q 为什么女人长结节的概率要比男人大得多?

A 因为女人容易肝气不疏。肝气不疏表现在两方面:一方面是容易发火生气;另一方面是压抑自己,独自生闷气。郁结的肝气、凝结的痰湿堵在那里,就会形成局部瘀血,促使结节形成。

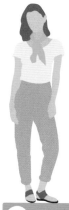

Q 卵巢早衰出现的早期信号是什么?

A 大多数女性患者最早期的变化是性生活不和谐。患者在进行性生活时会感觉阴道干涩,分泌物减少,摩擦力增大,甚至产生性交痛,后来渐渐发展成为性欲低下和月经紊乱。

Q 甲状腺结节患者需要大量补碘吗?

A 甲状腺结节患者不能大量补碘,因为过量的碘元素会增加甲状腺负担,但也不能完全不摄取碘,日常保证饮食均衡即可满足需要。

女性养生要修心，
化解郁闷，
不憋屈

每次压抑情绪，
都是往身体里埋了一颗地雷

身体与情绪的关系，就像河床与河水的关系，正常的情绪应该是：流淌但不郁结，经历但不压抑，感受但能放下。无论是喜悦、忧伤、愤怒，还是思虑和恐惧，像水一样从身体中流过。但如果情绪太多、太猛、太激烈，像洪水一样失控、泛滥，便会"冲毁"身体。

不良情绪对身体的伤害不可低估

所谓不良情绪，就是指那些被压抑、没有被排解出去的负面情绪，心理学称之为"压迫性情绪"，这些情绪很不稳定，容易失控，会严重破坏身体内部气血循环。

很多人认为，心理与身体是两个系统，独立运行。压抑情绪虽然令心里不舒服，但不会对身体造成多大伤害。但实际上，心理与身体是互相影响的，所有被憋屈的情绪都会被身体如实记录下来，日积月累，会对身体造成很大伤害。

之前埋藏的"情绪地雷"，会在身体薄弱的时候炸响

每一次压抑情绪，就像在身体里埋了一颗地雷，将来的某一天，会在身体正气不足时在某个部位发作。《丹溪心法》中说："气血冲和，万病不生，一有怫郁，诸病生焉。故人身诸病，多生于郁。"书中所说的"怫郁"，就是心情不舒。

TIPS／当下，我们怎样减轻心理高压

加减乘除：人的一生，本来就是加减乘除的一生，该得的就坚决去争，但事事都争，必然一事无成，40岁以前是加，40岁之后就进入减的时期。

把握适度：量体裁衣、量力而行，不过度负荷，避开恶性竞争。

很多女人的累是心累，
很多女人的病是情绪病

如果把身体比作容器，情绪就是容器中的水，当情绪压抑、压力过大时，就会对容器造成破坏。我们常说"肺都气炸了"，这是一个比喻，但也是个事实。有什么样的不良情绪，就容易得什么样的疾病。

负面情绪积聚在身体，容易变成毒素

对于疾病与不良情绪的关系，古今中外已经有许多论述，现将其中和女性密切相关的内容整理如下。

乳腺增生、乳腺癌	可能是因为生闷气，长期憋屈
厌食症	可能是因为消极悲观
口气重	可能是因为思虑过度，内心纠结，胃气上逆
痛经	可能是因为经常生气、心情郁闷
肥胖	可能是因为缺乏安全感，试图通过食物获得满足

怨恨、内疚、暴怒、焦虑和恐惧等情绪，长期压抑得不到排解，会影响身体健康。

许多身体上的疾病，都有情绪的影子

我们的身体不会莫名其妙地生病，每种疾病的背后，都有对应的情感和精神因素。比如很多心脏病发作的人，心里都有过不去的坎；很多高血压患者，都是紧张焦虑的人；很多患胃病的人，都很容易生气。真正的健康，从来就不是单指身体，而是身心的完整和统一。

测一测你是不是"癌症性格"

有人曾经提出，某种性格的人容易得癌症，俗称为"癌症性格"。

"癌症性格"有哪些特征

1 遇事想不开，总看坏的方面。

2 喜欢纠结，自己跟自己较劲，生闷气。

3 刻意压制自己真实的想法和情感。

4 长期隐忍，感到孤独、无助，活得心累。

为什么说，"癌症性格"女性偏多

"癌症性格"男女都有，但女性偏多，因为很多女性不愿与人发生冲突，遇事容易憋在心里，又没有合适的排解情绪的途径。长此以往，气郁可能会导致血郁、火郁、湿郁、痰郁和食郁，对身体造成很大的伤害。因此，得癌症的人大多有明显的肝气郁结症状。

女人要懂得爱自己、心疼自己

有些女性年纪轻轻就患上了乳腺增生、甲状腺结节等疾病，严重者甚至发展成乳腺癌和甲状腺癌，这些都与情绪压抑有关。女性一定要懂得爱自己、心疼自己，要明白情绪会直接影响身体，日常要学会释放压力，排解情绪。不要等得了大病后才追悔莫及。

知道压抑情绪不好，
但又无法排解怎么办

许多人知道压抑情绪的害处，但当负面情绪来临时，又找不到合适的方法排解。这该怎么办呢？下面两个方法推荐给你。

青山绿水法

有一位女性，长期肝气郁结、失眠、便秘、烦躁不安，吃了许多药都没有效果，后来她去山西五台山附近一个村庄居住了一段时间，肝气郁结的情况就好转了许多。

中医有种说法，叫青色养肝。可以理解为：投入大自然的怀抱中，在青山绿水之间徜徉，可以疏肝解郁、调畅情志。现在我们每天置身于钢筋水泥的城市中，一眼望去，到处是冷色调的高楼和快速驶过的车流，很少有绿地、河流和森林，也很难仰望天空，看不见蓝天白云，还要承受生活和工作中的各种压力……长期生活在这样的环境中，必然容易憋屈，肝气郁结。

大自然的空旷，能够让我们放飞心灵，处在青山绿水间不仅能疗愈内心的伤痛，还能让我们换一个角度去看世界。当走进森林，看绿树红花时；当坐在河边，听泉水叮咚时；当仰望星空，看满天星辰时，或许你会忽然发现世间的纷扰都只不过是浮云而已，只有内心的平和才是真实的。经常与大自然亲密接触，青山绿水就是疏肝良药，会使人豁然开朗。

树洞法

女性都应该学会倾诉，每个人都需要一个树洞，来倾听自己的烦恼。这个树洞可以是身边的知心朋友、家人或者称职的心理医生。在生活中有这样的树洞，可以排解不良情绪，调理肝气不疏。

百合绿豆莲子粥，消消火、不生气

中医认为，暑邪"在天为热，在脏为心"。心藏神，暑邪侵犯心神，人就会心烦意乱、暴躁易怒。

百合、莲子、绿豆，清心火、助睡眠的好"伴侣"

古人将莲子心称为"莲之心苗"，莲心含"水之灵液"，再加上莲心在盛夏的时候结出，"秉火之正令"，所以能安上下君相火邪。这里说的君相火邪，就是心火和肾火。莲子心可以引来肾水，灭了心火，火热被祛除，人就不再烦躁。

另外，百合可清心除烦、宁心安神，绿豆有清心火、助睡眠的作用。将百合、莲子、绿豆放在一起煮粥，可以清心、安神、促进睡眠。

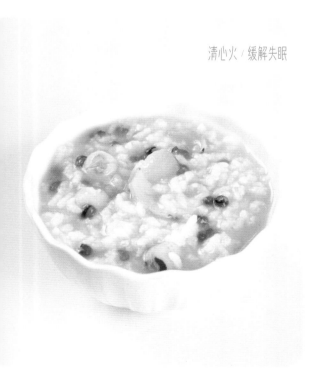

清心火／缓解失眠

百合莲子绿豆粥

材料 大米 60 克，绿豆 50 克，干百合、莲子各 10 克。

调料 冰糖 5 克。

做法

1 大米淘洗干净，用水浸泡 30 分钟；干百合洗净，泡软；绿豆、莲子洗净后用水浸泡 4 小时。

2 锅内加适量清水烧开，加入大米、莲子、绿豆煮开后转小火。

3 煮 50 分钟后，加入百合、冰糖煮 5 分钟，至冰糖化开即可。

人身上有个免费的"出气筒"，生气时可用一用

如果你爱发脾气，那么可以经常按一按太冲穴，它是人体的"出气筒"。

清肝消气，认准太冲

脾气大、性格急躁，与肝火旺盛有密切关系。心中有情绪郁结，体内气血就不顺畅，易形成内火，人就容易生气发怒。太冲是肝经原穴，可以起到清肝理气、疏通郁结、平息内火的作用。

生气没处撒，按按太冲穴

取穴：太冲穴位于足背，第1、2跖骨间隙前下凹陷处。

方法：用大拇指指腹按揉太冲穴3分钟，反复2~3次，以产生酸胀感为宜。

功效：经常按太冲穴可以把人体郁结之气排出去，对高血压患者也有好处。

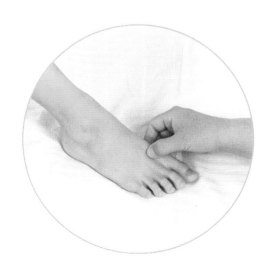

你为什么会抑郁

抑郁是一种情绪障碍，曾被称为心理疾患中的"感冒"。冬季来临时，寒风瑟瑟，草木凋零，很多人容易变得情绪低落、慵懒乏力、嗜睡贪食、对所有事情都缺乏兴趣。一旦冰雪融化、大地回春，这些症状又会逐渐消失，这种现象被称为"冬季抑郁症"。

研究显示，天气寒冷的冬季是抑郁症的高发期。在气温较低的上午，抑郁症患者状态较差，而到了下午和傍晚，随着气温的上升，状态也会有所好转。可见，温度对抑郁的影响是很大的。

虚寒少阳：体温过低易生抑郁

中医认为，人体阳气不足，产生虚寒，会伤及脏腑。肝气不足易引起情绪低落，脾胃虚寒易引起忧虑，肺气虚易引起悲观，肾气虚寒会造成记忆力减退。而肝主筋、肾主骨，二者虚寒人就不爱动，一旦受到外界压力或负面情绪的影响，很容易抑郁。

体温影响大脑供血

冬季，外界天气寒冷时，人体的新陈代谢和生理功能受寒冷影响，也处于抑制和降低状态，血液循环变慢，脑部供血不足，大脑的自主神经功能会发生紊乱，从而引发情感失调症，出现季节性抑郁，原本抑郁的人在这一时期抑郁症状会更严重。

抵抗抑郁，宜吃驱寒暖阳的食物

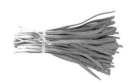 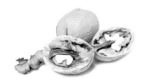 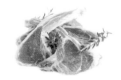

韭菜	核桃	羊肉
温阳驱寒，提升阳气	健脑强肾，改善体质	温中暖肾，改善脾肾阳虚

肠胃能消化食物，却无法消化抑郁

由于紧张、担心和焦虑，致使肝气郁结、疏泄失司影响脾的运化功能，从而出现消化系统疾病，中医将这个过程称为"肝木乘脾土"。

情绪不畅，肠道也会受影响

肠道对情绪的反应相当敏感，所以"愁肠百结"不仅是一个比喻，也蕴含着中医道理。当人情绪不畅的时候，肠道也会受影响。

不同情绪导致不同肠道疾病

有研究显示，愤怒、激动的情绪能使副交感神经处于异常紧张的状态，改变消化道的节律，促使消化道蠕动增快，可能导致呕吐和恶心等症状。

人在生气的时候容易打嗝、腹胀、腹泻，是因为肠道蠕动加快了。而忧愁、伤心和郁闷等情绪则会让肠道蠕动减弱，出现消化不良、食欲缺乏、便秘等症状。更多的时候，情绪并不是单一的，愤怒、伤心、郁闷等许多情绪混杂在一起，导致消化道功能紊乱，会引发更严重的疾病。

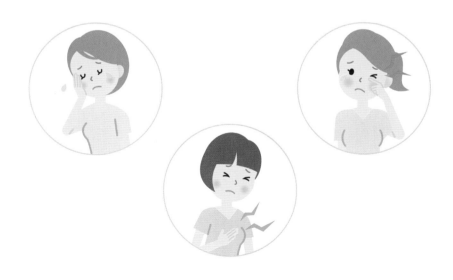

眼泪是化解抑郁的良方，流流眼泪也无妨

中医认为，泪为肝之液。肝开窍于目，目受血而视。眼泪是缓解不良情绪的良方，也是养肝护肝的天然法宝。所以，想哭时不要憋着，痛快地哭出来吧！

眼泪是缓解不良情绪的有效"良方"

哭泣可以将压抑在心里的抑郁、苦闷等情绪发泄出来，从而起到疏肝解郁的作用。所以说，哭泣有助于舒缓情绪，保护肝脏。

有泪要轻弹：排毒养肝的妙药

气不顺时最伤肝，肝气郁结日久就会转化成肝火。人生不如意之事十之八九，凡事不要钻牛角尖。有气不要憋在心中，将心中的委屈哭出来，心里会觉得舒坦很多。

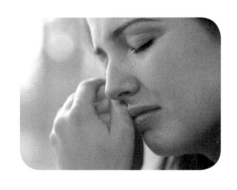

但是要注意，不宜号啕大哭，更不宜哭泣太长时间，否则反而伤及身体，得不偿失。

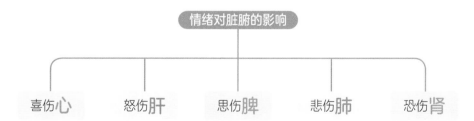

情绪对脏腑的影响

喜伤心　　怒伤肝　　思伤脾　　悲伤肺　　恐伤肾

抑郁别担心，参茶一杯来助兴

对不少女性白领阶层而言，工作的压力让她们不堪其苦，生活上不如意之事也常有发生，负面情绪一旦积压，就容易引发抑郁症。

人参茶调理抑郁

郭女士在外企上班，有稳定的收入，老公在金融公司，儿子正在上大学。外人觉得这样的生活很幸福，但郭女士工作压力很大，老公又时常出去饮酒，回来后和她吵架，所以她一直感到很痛苦。她找中医调理，医生告诉她一个简单的方法：喝人参茶。经过一段时间的调理，郭女士的抑郁情绪逐渐好转。

人参可解郁，缓解心情烦躁

古医书中记载，人参"主补五脏，安精神，定魂魄，止惊悸"。现代医学研究也证实了人参有治疗抑郁的功效，明确起效成分是其所含的人参皂苷。人参皂苷对脑神经细胞有兴奋作用，对因脑缺氧损伤的神经细胞有保护作用，还能促进神经细胞之间的传递，增强学习和记忆能力。

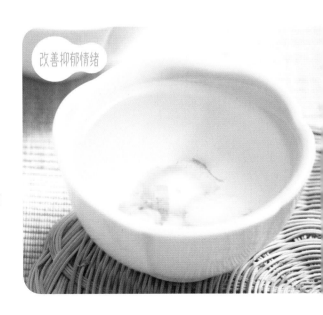

改善抑郁情绪

人参茶

材料　人参2~3克。
做法　人参切片，用沸水冲泡即可。
用法　每日饮用1~2次。
温馨提示：高血压、急性病患者和发热者不可饮用；过敏者不可饮用。

有了百合山药鳝鱼汤，"抑郁"不再添烦恼

百合、山药、鳝鱼，补养肝脾肾效果好

百合有养阴润肺、清心安神的效果，可用来调理虚烦惊悸、失眠多梦、阴虚久咳。山药有补脾益气的作用，鳝鱼可补肝肾。三者合用，有补脾健胃、温补肝肾的效果，可以缓解心情抑郁。

百合
清心安神

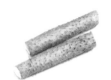

山药
补脾养胃，补肾涩精

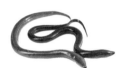

鳝鱼
补肝肾，强筋骨

安神补肝

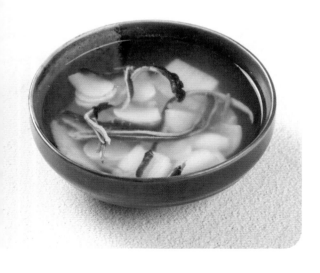

百合山药鳝鱼汤

材料　鳝鱼1条（约250克），山药、百合各30克。

调料　盐适量。

做法

1　鳝鱼治净，清洗干净。

2　将鳝鱼、山药和百合一起放到瓦质小罐中，加上适量清水，隔水蒸熟，加盐调味即可。

长期心中不快者，送你开郁香附茶

香附这味中药的疏肝解郁效果非常好，它跟柴胡、薄荷的区别在于：如果把肝气郁结分成三个层次，那么香附针对的是最深层的，薄荷治疗最浅层的，柴胡是在中间的。所以，如果肝郁日久，可以用香附来疏肝。

肝郁日久有哪些表现

情志方面不顺畅，会导致肝郁气滞。肝郁日久，会导致胸部和乳房部位胀痛；气郁生痰，会感觉喉咙有异物感；气滞时间较长，会导致血行不畅，引起闭经、痛经。

香附、川芎、红茶泡水饮用，解肝郁效果好

经常感觉心情不好的女性，如果总觉得有一股气憋在心里，可以用香附泡茶喝，把体内的郁结之气疏通开。川芎具有升散作用，上焦气血不通时，可以用川芎泡水喝。对于心中有郁结之气导致胸部腹部胀痛、气郁不舒、总想叹气的女性来说，香附茶不但可以疏肝理气，还能够行气止痛。

香附茶

材料　香附、川芎、红茶各 3 克。
做法
1 香附、川芎洗去浮尘后用水浸泡。
2 将两味药跟红茶一起放在锅中，加上 250 毫升左右的水，用大火烧开，改小火煎煮 10 分钟即可。
用法　代茶饮。

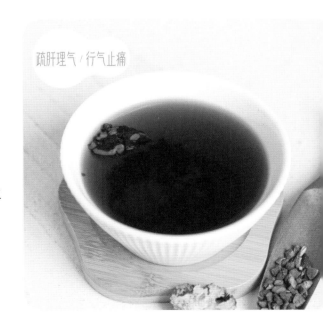

疏肝理气 / 行气止痛

镇静、宁心、安神，首选桂圆

焦虑是每个人都会有的正常情绪。适度焦虑对人有益，但过度焦虑就会适得其反。焦虑不可怕，可怕的是一直焦虑，如果再严重一些，还会导致焦虑症。

桂圆可补益心脾，养血安神

桂圆有补益心脾、养血安神的作用。医学典籍《饮膳正要》中记载龙眼（即桂圆）"主五脏邪气，安志，厌食，除虫，去毒"。现代医学研究证明，桂圆里含有一种腺苷酸，对于焦虑症状有明显的改善效果，所以能起到镇静、安神、宁心的功效。因此经常焦虑的女性日常可以用桂圆泡茶或煮粥。

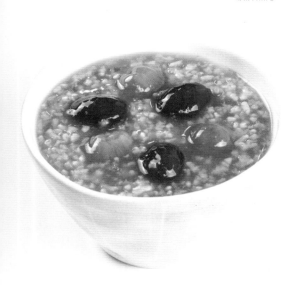

缓解焦虑

桂圆粥

材料 桂圆肉 20 克，糯米 100 克，红枣 10 枚。

调料 红糖 5 克。

做法

1 糯米洗净，用水浸泡 1 小时；桂圆肉洗净；红枣洗净，去核。

2 锅内加适量清水烧开，加糯米、桂圆肉、红枣，大火煮开后转小火煮 40 分钟，加入红糖搅匀即可。

用法 空腹饮用，每日 2 次，每次 1 碗，10 天为一个疗程。

功效 适用于体弱贫血、久病体虚、产后焦虑、失眠等症状。

酸枣仁莲子粥，安神治失眠

中医认为，人有七情，包括喜、怒、思、忧、悲、恐、惊，它们都与人的五脏密切相关。人体的阴阳处于平衡状态，脏腑的生理功能才会正常。正常的情绪波动不会危害健康，但剧烈的情绪变化或长期处在消极情绪状态中，就会使人体阴阳平衡状态失调，导致气血循环紊乱而生病。

失眠常因多思引起

《黄帝内经》说"思伤脾"。过度思虑，会使脾气郁结，脾脏气血运行不畅、运化功能失调，导致腹部胀满、不思饮食、消化不良等，时间长了气血化生不足，会导致血虚气少，影响心神从而失眠。

莲子、酸枣仁，养心神、治失眠

莲子有养心安神、补脾止泻的作用，酸枣仁可以养心补肝、宁心安神，二者一起煮粥对改善睡眠有益。

酸枣仁莲子粥

材料　去心莲子30克，酸枣仁10克，大米80克。

做法
1 酸枣仁用纱布包好，同洗净的大米、莲子一起入开水锅煮粥。
2 粥好以后，将酸枣仁去掉即可。

用法　每天早或晚食用，一周食用2~3次。

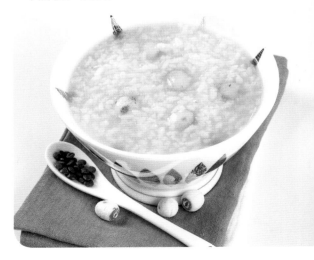

安定心神／治失眠

音乐为药上之品，唱歌可以化解郁闷

如果你经常觉得郁闷而导致肝气不疏，可以试试唱歌。

唱歌可以把心中的郁闷解开

"肝……在声为呼……"（《黄帝内经》）许多人感到肝气不疏时，会想要高声呼叫，因为呼叫能够疏解肝气。所以，大声唱歌可以疏解心中的郁闷。

"脾……在声为歌……"（《黄帝内经》）唱歌也可以疏解脾之郁结，使得脾胃气机调畅。如果你胃口不好，痛快地唱唱歌，就会感觉胃口大开。

音乐的根本是和谐，如同药之配伍

唱歌不仅是一种娱乐手段，更是很好的调理身体的方式。音乐的根本是和谐，五音的和合就如同药之配伍。关于"药"的繁体字"藥"，《说文解字》中记载："'药'，治病，从艸，樂音。"上面是"草"，下面是"乐"。和谐是快乐的源泉，可以驱散心中的郁闷，是最好的治病良方。

> **TIPS／五音和五脏的对应关系**
> 古人认为，五音跟五脏是有对应关系的，也就是通常所说的"五音入五脏"。五音分别是宫、商、角、徵、羽，其中与肝对应的是角，与心对应的是徵，与脾对应的是宫，与肺对应的是商，与肾对应的是羽。不同的音律对五脏有不同的调节作用。

从某种意义上来说，用药的根本也是和谐。而音乐能够直接作用于灵魂，更为药之上品。

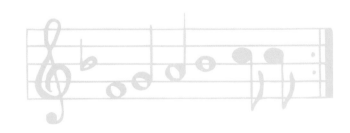

所有解郁药，都比不上开怀笑

俗话说：笑一笑，十年少；心情好，疾病少。愉快的心情，能够使人精神焕发，疾病不生。

保持好心情，能使生活愉快、身心健康

据现代医学研究，心情愉快时，人体内可以分泌较多有益的激素和乙酰胆碱，这些活性物质能促进血液循环，使内脏器官得到充分的氧气和营养供给，延缓大脑衰老。

凡保持心情愉快的人，经常有一种青春活力，这样的人患心脏病、高血压及精神相关疾病的比例比一般人要少。因此，保持愉快的心情，是健康长寿的重要条件。

心情郁闷，易产生各种疾病

同样是一个人，心情好时，工作热情大，干劲足，工作效率高；心情不好时，容易急躁，心烦意乱，易与同事产生摩擦，工作效率低，身体健康也受影响，疾病容易上身。所以，为了使自己身体健康，更好地工作，要学会并善于调节情绪，让自己有一个好心情。

> TIPS / 百岁老人的长寿秘密
>
> 百岁老人的长寿秘密有两个：快乐、仁爱。孔子讲"仁者寿"，因为有仁爱之心的人，乐善好施、与人为善，不会因为琐事而纠结，更容易保持好心情。他们肝气条达、气血通畅，自然会健康长寿。

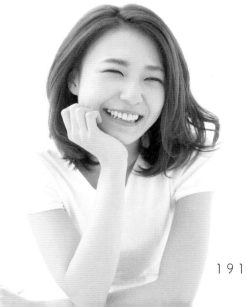

图书在版编目（CIP）数据

女人养好肝补气血 结节消病不找 / 杨道文编著. 一
北京：中国轻工业出版社，2024.7
　ISBN 978-7-5184-4663-6

　Ⅰ.①女… 　Ⅱ.①杨… 　Ⅲ.①女性—养生（中医）
Ⅳ.①R212

中国国家版本馆 CIP 数据核字（2024）第 048066 号

责任编辑：赵　洁　　　　　责任终审：高惠京　　设计制作：悦然生活
策划编辑：付　佳　赵　洁　　责任校对：朱燕春　　责任监印：张京华

出版发行：中国轻工业出版社（北京鲁谷东街 5 号，邮编：100040）
印　　刷：北京博海升彩色印刷有限公司
经　　销：各地新华书店
版　　次：2024 年 7 月第 1 版第 1 次印刷
开　　本：710×1000　1/16　印张：12
字　　数：200 千字
书　　号：ISBN 978-7-5184-4663-6　定价：49.80 元
邮购电话：010-85119873
发行电话：010-85119832　010-85119912
网　　址：http://www.chlip.com.cn
Email：club@chlip.com.cn
版权所有　侵权必究
如发现图书残缺请与我社邮购联系调换
231406S2X101ZBW